Jeffrey M. Pilcher

Nahrung und Ernährung
in der Menschheitsgeschichte

Jeffrey M. Pilcher

Nahrung und Ernährung
in der Menschheitsgeschichte

Aus dem Englischen von
Christiana Haack

magnusglobal

Das Original erschien 2006 unter dem Titel »Food in World History«
bei Routledge, Oxford und New York.

Authorised translation from the English language edition
published by Routledge, a member of the Taylor & Francis Group
© 2006 Jeffrey M. Pilcher

Für die deutsche Ausgabe:
© 2006 Magnus Verlag, Essen
Alle Rechte vorbehalten
Redaktion: Daphne Schadewaldt
Umschlagidee: CCK, Essen
Layout: Hans Winkens, Wegberg
ISBN 3-88400-330-5

Für meine Mutter, die mich mit einer Welt
der Nahrung bekannt machte.

Inhalt

Danksagung 9

Einleitung 11
1 Die erste Welt-Kochkultur 21

Teil I
Die Zutaten des Wandels 35
1 Der Kolumbianische Austausch 38
2 Zucker, Gewürze und Blut 49
3 Nouvelles Cuisines 60
4 Moralische und politische Ökonomien 72

Teil II
Der Geschmack der Moderne 83
1 Die industrielle Küche 86
2 Kochkultur und Nationwerdung 98
3 Kolonialreiche der Nahrung 110
4 Die Migrantenküchen 123

Teil III
Der globale Geschmack 133
1 Waffen und Butter 136
2 Die Grüne Revolution 149
3 Die McDonaldisierung der Gesellschaft 161
4 Kulinarischer Pluralismus 169

Schlusswort 177

Register 183

Danksagung

Ich danke Masaya Arakawa, Warren Belasco, Donna Gabaccia, Raymond Grew, Paul Gutenberg, Keith Knapp, Anne Rubenstein und Sydney Watts. Auch Peter Stearns, Victoria Peters, Philippa Grand und den fachkundigen Mitarbeitern bei Routledge sei für ihre Unterstützung mein Dank versichert. Die Citadel Foundation, Charleston, South Carolina, förderte meine Forschung großzügig.

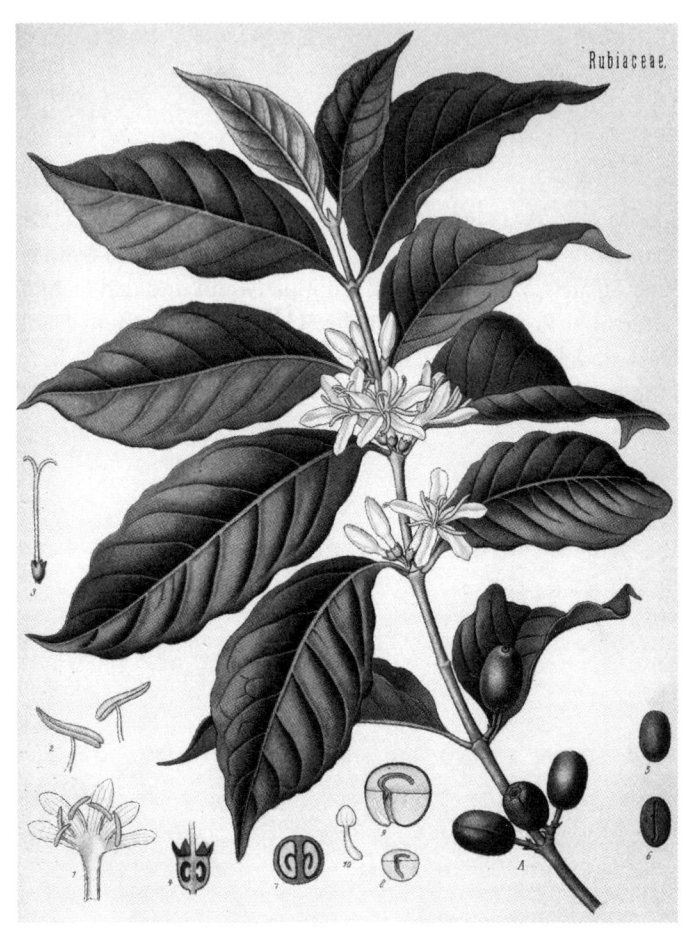

Kaffee
Coffea arabica

EINLEITUNG

Jeder Mensch braucht die gleichen Grundnährstoffe – Proteine, Kohlehydrate, Vitamine und Mineralstoffe –, doch die menschlichen Gesellschaften haben zur Befriedigung dieser physiologischen Bedürfnisse seit jeher überaus unterschiedliche Methoden angewendet. Agrarvölker blieben bei einer Ernährung, die bis zu 80 Prozent aus stärkehaltigem Getreide bestand, gesund, wohingegen Inuit-Jäger der Arktis sich einst fast ausschließlich von Walfleisch ernährten – wobei diese Beispiele vielleicht jeweils den Gipfel an kohlehydratreicher und kohlehydratarmer Ernährung darstellen. Wie eintönig diese traditionellen Ernährungsgewohnheiten auf die Dauer auch erschienen sein mögen, illustrieren sie insgesamt die Bandbreite der kulturellen Anpassung, die sich im Verlauf der Menschheitsgeschichte herausbildete. Die Entstehung moderner Industriegesellschaften während der vergangenen dreihundert Jahre vergrößerte die persönlichen Wahlmöglichkeiten, während sich die Vielfalt des Nahrungsangebots der Menschen insgesamt verminderte, ebenso wie neuartige Ernährungsweisen und individualistische Essgewohnheiten den am Esstisch entstandenen Gemeinschaftssinn untergruben.

Die materiellen Beschränkungen von Umwelt, Technologie und Physiologie setzen den Ernährungsweisen der Menschen Grenzen, aber selbst traditionelle Gesellschaften zeigten sich in der Ausbeutung vorhandener Ressourcen recht geschickt. Der Mensch kann natürlich im tropischen Hochland nicht Wale jagen oder im arktischen Eis nicht Getreide ernten; nichtsdestotrotz verfügen Bauern über eine ungeheure Bandbreite an praktischem Wissen in Bezug auf die Mikroklimate, um auf ihren jeweiligen Feldern die Ernte zu maximieren. Die Beschaffenheit der Nahrung, vor allem ihre Verderblichkeit bestimmt ebenfalls ihre Verfügbarkeit, obwohl die technologischen Grundlagen einer Gesellschaft solche Beschränkungen kompensieren können. Der Einsatz von Kühlung, um Nahrung aufzubewahren, ohne dass sie verdirbt, spiegelt möglicherweise eher einen modernen Mangel an kulinarischem Einfallsreichtum wider. Traditionelle Zubereitungen wie Wurst, Marmelade, sauer Eingelegtes und Käse belegen die technologischen Errungenschaften früherer Zivilisationen bei der Konservierung von Fleisch, Obst, Gemüse und Milch. Sogar die menschliche Physiologie kann sich über die Jahrtausende anpassen, um materiellen Mangel wettzumachen. Nordeuropäer und asiatische Steppennomaden, die vom Sonnenlicht allein nicht genug Vitamin D erhielten, entwickelten eine lebenslange Laktosetoleranz und unterscheiden sich so von der Mehrheit der Menschen, die Milch und das in ihr enthaltene Vitamin D nur in der Kindheit verdauen können.

Die Untersuchung kulinarischer Kulturen muss sowohl die stoffliche Beschaffenheit der Zutaten wie auch die Vorstellungen und üblichen Verfahren in Bezug auf diese Nahrungsmittel berücksichtigen. Es ist aufschlussreich, Indien und Mexiko zu vergleichen, zwei Nationen, die sich weitgehend vegetarisch ernähren, in hohem Maße Hülsenfrüchte als Ersatz für tierisches Eiweiß zu sich nehmen und großzügig mit Gewürzen und Chili würzen. Fladenbrote aus Weizen (*naan*) ähneln sogar Maistortillas. Trotz dieser auffallenden Parallelen bestehen tiefgehende strukturelle Unterschiede. Mexikanische Köche betrachten Chilischoten als unentbehrliche Grundlage einer *mole*-Sauce, und nicht lediglich als ein Gewürz unter vielen in einem Curry. Südasiatische Mahlzeiten bestehen aus einer Vielzahl von gleichzeitig servierten Gerichten, im Gegensatz zu der hispanischen Speisenfolge aus mehreren Gängen. Die sozialen Bedeutungen von Nahrung gehen noch weiter auseinander; mexikanische Eliten erreichten soziale Abgrenzung, indem sie die begrenzten Fleischvorräte für sich beanspruchten, wohingegen Inder Kastenreinheit bewahrten, indem sie dem Fleischgenuss entsagten. Die historische Perspektive vergrößert diesen Kontrast zwischen der Gewaltlosigkeit der Jain-Gläubigen und den rituellen Opferungen der Azteken-Priester.

Kommensalität, das gemeinsame Essen und Trinken, schmiedet Bande der Gruppenidentität. Gemeinsame tägliche Mahlzeiten im Familienkreis schaffen enge und dauerhafte soziale Bindungen. Metaphern verbinden Nahrung auch mit Sexualität und verfestigen so weiter die Grundlagen des Familienlebens. In modernen Zeiten, in denen gemeinsame Mahlzeiten an Regelmäßigkeit eingebüßt haben, haben symbolische Anlässe wie das amerikanische Thanksgiving oder Weihnachten ein noch stärkeres emotionales Gewicht. Zeremonielle Festmähler dienten ebenfalls dazu, auf politische Beziehungen ein Element familiärer Intimität zu übertragen und so die Bande zwischen Herrschern und Untertanen zu stärken. Darüber hinaus wird mit Hilfe gemeinsamer Ernährungsgewohnheiten die ethnische Identität definiert, beispielsweise durch das jüdische Festhalten an den Regeln der koscheren Ernährung. Auch die christliche Eucharistie veranschaulicht die religiöse Bedeutung der Kommensalität, da sie die Menschen mit dem Göttlichen verbindet.

Um zu verstehen, wie Nahrungsmittel zur Ausgestaltung menschlicher Gesellschaften beigetragen haben, muss man das Augenmerk auf den historischen Wandel richten. Die gängigsten Assoziationen kulinarischer Identität, z. B. Irland und Kartoffeln oder China und Tee, sind historische Artefakte – oft erstaunlich jungen Datums. Tee war in China erst ab der Tang-Dynastie (618–907 n. Chr.) verbreitet, und kein Ire aß vor der Entdeckungsfahrt des Kolumbus eine der ursprünglich aus Amerika stammenden Kartoffeln. Veränderungen in der Nahrungsmittelproduktion, von der Entstehung des Ackerbaus und der Weidewirtschaft bis zum Kolumbianischen Austausch zwischen Neuer und Alter Welt und bis zur Industrialisierung, verursachten tiefgreifende soziale Nachwirkungen. Das Bevölkerungswachstum durch die nachfolgende Einführung neuer Pflanzen, Tiere und Technologien veränderte die Wirtschaftssysteme und gesellschaftlichen Rangordnungen. Veränderungen bei den Methoden der Nahrungsmittelverarbeitung wirkten sich auch stark auf die Geschlechterbeziehung aus.

Insbesondere das Methodensystem der in letzter Zeit rasch an Bedeutung gewinnenden Welt- und Globalgeschichte *(global history)* eignet sich zur Untersuchung solch fundamentaler Entwicklungen. Bis zur Erfindung der Dampfmaschine konsumierte nur die Oberschicht exotische Delikatessen oder importierte Gewürze. Die meisten der von der Bevölkerungsmehrheit verzehrten Nahrungsmittel stammten von nahe gelegenen Feldern und Obstgärten oder aus heimischen Wäldern und Bächen. Doch selbst diese »heimischen« Pflanzen und Tiere waren möglicherweise ursprünglich auf der anderen Seite der Erdkugel zu Kulturpflanzen gemacht oder domestiziert worden. Der Austausch von Nahrungsmitteln stellt seit Jahrtausenden eine wichtige Form des Kontaktes zwischen Zivilisationen dar. Die Globalgeschichte hat deshalb ihre Aufmerksamkeit auf die Prozesse gerichtet, durch die neue Zutaten und Kochmethoden in bestehende kulinarische Systeme aufgenommen werden, sowie auf den kulturübergreifenden Austausch von Einstellungen in Bezug auf Ernährungsweise und Gesundheit.

Die vergleichende Forschung, ein weiterer Schwerpunkt der Welt- und Globalgeschichte, ist gleichermaßen wichtig, um die Entwicklung der Nahrungsmittelproduktion und der Essgewohnheiten zu analysieren, insbesondere im Hinblick auf den Übergang zur Moderne. Die Bewohner des Abendlandes hielten ihre Kultur oft für einzigartig und herausragend in Bezug auf technologischen und wirtschaftlichen Fortschritt. Die Betrachtung auch der nicht-westlichen Reaktionen auf die französische Haute Cuisine oder McDonald's-Hamburger kann sich zum Beispiel als nützliches Korrektiv solch exzeptionalistischer Sichtweisen herausstellen.

Nichtsdestotrotz muss man bei der Auswahl geeigneter Beispiele für eine vergleichende Analyse Sorgfalt walten lassen. In einer ganzheitlichen Arbeit wie dieser wurden die am weitesten entwickelten Vergleiche aus der Arbeit hervorragender Wissenschaftler herangezogen, deren Veröffentlichungen am Ende eines jeden Kapitels genannt werden. Doch weil die Geschichte von Ernährung und Gesellschaft ein so neuartiges Forschungsgebiet darstellt, wagt die vorliegende Arbeit zwangsläufig eine Reihe von Hypothesen, wobei die zum Beleg herangezogenen Fälle weitgehend aus den verfügbaren Sekundärwerken ausgewählt wurden. Der Einsatz komparativer Methodologie ist eklektisch, wenngleich hoffentlich nicht bunt durcheinandergewürfelt, wobei das primäre Ziel darin bestand, die Verankerung der Kochkultur in ihrem jeweiligen größeren sozialen und historischen Umfeld zu zeigen. In jedem Kapitel wird versucht, mindestens drei oder vier gut erforschte, aber weit auseinander liegende Regionen der Welt zu untersuchen. Durch die weltweit ungleiche Dichte der akademischen Quellen geriet dieses Buch eurozentrischer, als es für eine Weltgeschichte ideal wäre. Die Leser mögen sich auch alternative Einzelfallstudien vorstellen, die zu ganz anderen Schlussfolgerungen gelangen könnten. Mit etwas Glück werden die hier aufgeworfenen Fragen und das Nebeneinander, das zwischen westlichen und nicht-westlichen Gesellschaften angedeutet wird, zu weiteren Forschungen auf diesem dynamischen Teilgebiet der Welt- und Globalgeschichte anregen.

Fünf historische Themen ragen als entscheidend bei der Ausgestaltung menschlicher Essgewohnheiten heraus, das erste davon ist der noch andauernde Verbreitungsprozess von Nahrungsmitteln. Einige wenige Getreidesorten, vor allem Reis, Mais und Weizen, beherrschen jetzt die weltweite Landwirtschaft. Ein paar gebräuchliche Stimulanzien, z.B. Kaffee, Tee, Schokolade, Zucker und Gewürze, werden ebenfalls auf tropischen Plantagen rund um den Globus angebaut. Und auch geschmackliche Vorlieben sind global geworden; Chilischoten, die in Amerika zur Kulturpflanze wurden, bringen nun von Osteuropa über Afrika bis hin zu Südostasien Schärfe in die Küche. Die Mechanismen für diese Verbreitung sind komplex. Während Kaufleute unbekannte Pflanzen über Kontinente und Ozeane transportierten, waren die Kulturkenntnisse von Anbau- und Kochtechniken, die die freiwilligen oder der Not gehorchenden Migranten in ihre Wahlheimat mitbrachten, gleich wichtig bei der Verbreitung von Nahrungsmitteln. Herrscher und Schmuggler tauchen dank ihrer Anstrengungen, Monopole bei wertvollen Anbaupflanzen durchzusetzen beziehungsweise zu brechen, ebenfalls in der Geschichte der Verbreitung von Pflanzen auf. Aber auch ganz gewöhnliche Verbraucher bestimmen durch ihre körperlichen Reaktionen von Zustimmung oder Widerwillen den Verlauf der Ernährungsgeschichte. Es ist zudem schwierig, die Ergebnisse dieser Verbreitung von Anbaupflanzen zu bewerten. Der Siegeszug der hoch ertragreichen Getreidesorten hat die landwirtschaftliche Produktivität insgesamt signifikant gesteigert, doch auf Kosten einer drastisch verminderten Artenvielfalt. Indem sie für die Zukunft auf ein paar »Wundersaaten« setzt, die möglicherweise nicht auf Dauer zur Ernährung beitragen, riskiert die moderne Agrarindustrie, dass die ohnehin gefährdete Ernährungssicherheit der Menschheit verloren geht.

Ein zweites wichtiges Thema, das sich durch die Menschheitsgeschichte zieht, ist das Spannungsverhältnis zwischen Ackerbau und Weidewirtschaft. Ackerbauern und Hirten bewohnen im Allgemeinen unterschiedliche Regionen, wobei Erstere Landflächen mit ausreichendem Wasser bevorzugen, Letztere hingegen trockenere Regionen. Die Grenzgebiete dazwischen sind jedoch Schauplatz andauernder Rivalität gewesen. Der Aufstieg des Römischen und des Chinesischen Reiches brachte agrarische Zivilisationen an die Macht, aber der Verfall der Reiche erlaubte es germanischen Nomadenstämmen und mongolischen Horden, Weideland vom Pflug zurückzufordern. Unterschiede in der Ernährung veranschaulichten ihren jeweils grundlegend andersartigen Lebensstil; der große Fleischverzehr der Nomaden stellte für die sesshaften Nachbarn ein Symbol ihres barbarischen Wesens dar. Dennoch war eine Zusammenarbeit gleichermaßen üblich, und der Tausch von tierischen Produkten gegen Getreide und Alkohol stellte einen für beide Seiten nützlichen Handel dar. Zu Beginn der frühen Neuzeit gewannen absolutistische Agrarstaaten erneut die Oberhand im ganzen eurasischen Kernland, doch die Erschließung unermesslicher neuer Weideflächen in Nord-, Mittel- und Südamerika sowie

Australasien kippte die Balance wieder zugunsten eines neuen industriellen Weidebetriebs. Kulturelle Konflikte sind noch heutzutage deutlich sichtbar, da beispielsweise die Modernisierungsprogramme in den Entwicklungsländern Hirten zu Ackerbauern zu machen versuchen – was sich sowohl auf die Menschen als auch auf den Boden verheerend auswirkt.

Auch Klassenunterschiede entstanden geschichtlich durch die ungleiche Verteilung von Nahrungsmitteln wie auch anderer Statussymbole. In agrarischen Gesellschaften, die am Rande des Existenzminimums lebten, war es bereits Kennzeichen der Zugehörigkeit zu einem hohen Rang, wenn man genug zu essen hatte. Skelettfunde weisen darauf hin, dass Adelige im alten Ägypten und in Mexiko aufgrund ihrer besseren Ernährung, insbesondere der höheren Proteinzufuhr, oft wesentlich größer als ihre Untertanen waren. Der Konsum seltener Gewürze und anderer exotischer Nahrungsmittel bot klassischen Eliten ein weiteres Unterscheidungsmerkmal. Als die Nahrungsversorgung in der modernen Welt sicherer wurde, schufen die Wohlhabenden neue und subtilere Formen der Abgrenzung, die auf Verfeinerung statt auf bloßer Quantität beruhten. In der ernährungsbewussten heutigen Welt wird starkes Übergewicht mit einem Unterschichtstatus in Verbindung gebracht.

Andere Formen sozialer Identität wurden ebenfalls durch Essgewohnheiten geprägt. Die Geschlechterrollen in einer Gesellschaft leiten sich weitgehend von der Arbeitsaufteilung bei der Nahrungszubereitung und von der Zuteilung der Nahrung innerhalb der Familie her. Patriarchalische Gesellschaften neigen dazu, Frauen die Aufgabe der täglichen Nahrungsbereitung zuzuweisen. Wenn Männer kochen, bereiten sie meist Gerichte von hohem Status zu, große Bratenstücke, kunstvolle Haute Cuisine oder rituelle Speisen für die Götter. Männer beanspruchen im Allgemeinen auch größere Portionen und überlassen weniger mit Prestige behaftete Nahrungsmittel Frauen und Kindern. So abgewertet die Arbeit von Frauen innerhalb einer Gesellschaft auch sein mag, drücken doch ihre weltlichen Aufgaben des täglichen Kochens innerhalb der Familie Formen von Macht aus. Die herkömmlichen Nahrungsmittel, die eine Kulturgemeinschaft verzehrt, tragen auch mit dazu bei, dass persönliche Beziehungen geschmiedet werden, die die ethnische Identität ausmachen. Umgekehrt kann die körperliche Abneigung gegen unbekannte Nahrungsmittel Außenseiter auf besonders krasse Weise ausgrenzen, von daher rühren solche Verunglimpfungen wie »Froschfresser« oder »die essen sogar Katzen und Hunde«.

Ein fünftes und abschließendes Thema in diesem Buch ist die Rolle des Staates, wenn es darum geht, die Produktion und Zuweisung von Nahrung festzulegen. Archäologen haben Vermutungen angestellt, dass die Akkumulation überschüssiger Nahrung die Entstehung archaischer Staaten ermöglichte, da lokale Stammesführer landwirtschaftlichen Wohlstand nutzten, um Anhänger zu rekrutieren und ihre politische Macht zu erweitern. Regierungen wiederum erlangten Legitimität, indem sie die adäquate Ernährung ihrer Untertanen sicherstellten. Märkte beteiligten sich an der Aufgabe der Versorgung, was zu Spannungen zwischen politischen Autoritäten und wirtschaftlichen Interessen führte. Zu Beginn der Neuzeit entstand die Überzeugung, dass Märkte bei der Vermeidung von Verpflegungskrisen effizienter als Regierungen seien – eine Idee, die im Verlauf der Geschichte zu recht unterschiedlichen Ergebnissen führte. Dessen ungeachtet hat die Staatsmacht in den vergangenen zwei Jahrhunderten nicht merkbar abgenommen; tatsächlich haben die herrschenden Klassen neue Mittel der Machtausübung durch Nahrung entdeckt, beispielsweise indem sie eine nationale Küche bewusst fördern, um ein allgemeines Zugehörigkeitsgefühl zu neu gebildeten Nationen zu erreichen.

Durch die Erforschung dieser fünf Themen zeichnet das Buch den Einfluss von Nahrung beim globalen Übergang zur Moderne nach. Das erste Kapitel bereitet die Bühne, indem es die vormodernen kulinarischen Systeme innerhalb des eurasischen Kernlandes beschreibt. Vergleiche zwischen den Agrarreichen des klassischen China und des antiken Rom konzentrieren sich auf natürliche Ressourcen, kulinarische Systeme, soziale Beziehungen, die auf Produktion und Verzehr gründen, und Einstellungen gegenüber dem Staat als Wächter der Nahrungsmittelversorgung. Während des nachklassischen Zeitalters (etwa 500 bis 1500) vermischten islamische Köche mediterrane und asiatische Kochweisen zu einer neuen Synthese, indem sie nicht nur Anbaupflanzen und Kochtechniken neu zusammenbrachten, sondern auch Ackerbau- und Hirtenkulturen miteinander kombinierten.

Teil I untersucht die Ursprünge der kulinarischen Erneuerung während der Frühen Neuzeit (etwa 1500 bis 1800). Die Kapitel 2 und 3 befassen sich mit der globalen Veränderung der Nahrungsproduktion, die eine Folge der europäischen Expansion war. Der sogenannte Kolumbianische Austausch von landwirtschaftlichen Waren zwischen der östlichen und der westlichen Hemisphäre nach der Entdeckung Amerikas führte hoch ertragreiche Anbaupflanzen aus der Neuen Welt in die Alte Welt ein, während Vieh und Krankheitserreger in die Neue Welt gelangten, was demographische Schockwellen in beiden Hemisphären auslöste. Dieser Prozess verlief nicht nur von Natur aus asymmetrisch, sondern auch in Geschwindigkeit und Umfang ungleichmäßig, womit sich Historikern aufschlussreiche Einzelfallstudien in interkulturellem Austausch bieten. Ungeachtet der Bedeutung des Getreide- und Viehtransfers gewann die Verbreitung von Zuckerrohrplantagen in Nord-, Mittel- und Südamerika einen sogar noch größeren Einfluss auf die moderne Ernährungsweise. Innerhalb weniger Jahrhunderte überholte Zucker die Gewürze als wichtigstes Gut des Fernhandels mit Agrarprodukten, ehe er schließlich sogar dem Grundnahrungsmittel Getreide den Rang als Basis der menschlichen Ernährung streitig machte. Die Moderne brachte noch andere Veränderungen der Ernährungsgewohnheiten mit sich. Das dritte Kapitel in diesem Teil sucht nach einer stärker ganzheitlich ausgerichteten Perspektive in Bezug auf Kochweisen, indem es zwei europäische Gesellschaften, Großbritannien und Frankreich, mit einer nicht-westlichen Gesellschaft, die in vielen Punkten dieselben Veränderungen durchlief, nämlich Japan, vergleicht. Das letzte Kapitel wirft einen ebenfalls vergleichenden Blick auf die Rolle des Staates beim Ausgleichen der sozialen Belastungen, die im 18. Jahrhundert durch Bevölkerungszunahme und landwirtschaftliche Innovation entstanden.

Das Tempo, in dem sich Gesellschaft und Ernährungsgewohnheiten veränderten, beschleunigte sich während des 19. Jahrhunderts. Teil II beginnt mit einem Kapitel, das die Industrialisierung der Versorgungssysteme untersucht. Neue Technologien vergrößerten die Nahrungsmittelvorräte erheblich, indem sie die Produktion radikal vom Verzehr trennten, den Geschmack der Nahrungsmittel und sogar die Definition von Bekömmlichkeit veränderten. Kapitel 7 untersucht die Entstehung des Nationalismus, der die Politik in Europa und Nord- und Lateinamerika gleichermaßen dramatisch veränderte. Die aristokratischen Privilegien der Hofküche vertrugen sich nur schlecht mit den Begriffen der Volkssouveränität, und neue Eliten förderten nationale Kochweisen als eine Möglichkeit, abstrakte politische Grundsätze im Alltagsleben der Bürger verständlich zu machen. Im Gegensatz dazu führten Industrialisierung und Nationalismus für Asiaten und Afrikaner nicht zu größerer Freiheit und höherem Wohlstand, sondern vielmehr zu neuen Formen kolonialer Unterdrückung. Doch obwohl europäische Mächte versuchten, die koloniale Landwirtschaft zu ihrem eigenen Vorteil zu verändern, wird in Kapitel 8 dargelegt, wie ihre

Untertanen sich erhebliche kulturelle Autonomie bewahrten und sogar die Essgewohnheiten in den Mutterländern beeinflussten. Proletarische Migranten, das Thema von Kapitel 9, versuchten, eine Brücke zwischen diesen Welten von Bevorrechtigung und Unterordnung zu schlagen, indem sie ihre traditionellen Kulturen in die Industrieländer brachten. Dadurch veränderten sie sowohl die Kochweisen ihrer Herkunftsländer als auch die ihrer Wahlheimat.

Die fortdauernde Ausbreitung der kulinarischen Industrialisierung und der Globalisierung im 20. Jahrhundert bildet das Thema von Teil III. Die zusammenwirkenden Kräfte von Industrie und Nationalismus gipfelten in Weltkriegen von bis dahin nicht bekanntem Ausmaß und zerstörten die neu gewonnene Nahrungsmittelsicherheit des Westens. Zwei Kapitel befassen sich mit der neuen Nahrungspolitik, Kapitel 10 konzentriert sich auf Westeuropa und Kapitel 11 auf Entwicklungsländer. Die Rückkehr zum Frieden brachte erneuten Wohlstand, aber die andauernde industrielle Rationalisierung ließ die Menschen sogar noch besorgter hinsichtlich der Sicherheit ihrer Nahrungsmittel werden, ein weiteres Thema, das sich durch diesen Teil des Buches zieht. Diese Widersprüche wurden vergrößert, als sich die Nahrungsmittelindustrie auf neue Gebiete der Welt ausdehnte. Die moderne Landwirtschaft vergrößerte die Gesamtproduktion in den ehemaligen Kolonien, aber verstärkte gleichzeitig Ungleichheiten in konfliktbeladenen Gesellschaften. Darüber hinaus begannen manche zu fürchten, dass einige wenige multinationale Unternehmen lokale Kulturen auslöschen würden, indem sie traditionelle Nahrungsgewohnheiten durch eine fade und ungesunde Burger-Ernährung (»McDiet«) ersetzten. Nichtsdestotrotz wurde die westliche Kulturhegemonie zunehmend in Frage gestellt, wie das letzte Kapitel zeigt. Folglich bleibt die Zukunft der globalen Versorgungssysteme und der Essgewohnheiten zu Beginn des dritten Jahrtausends unsicher.

Eine sich daraus ergebende Schlussfolgerung ist der historische Charakter der Globalisierung. Schon allein der Begriff erscheint vielleicht verschwommen und bedrohlich, aber wenn »Globalisierung« als Intensivierung der Verbindungen in Handel und Kultur verstanden wird, dann gibt es sie eindeutig bereits seit Jahrhunderten, zumindest in kulinarischer Form. Obwohl es den Anschein haben mag, als habe es Neuheiten wie das heutige Fastfood und die Verschmelzung verschiedener Kochstile noch nie gegeben, stellen auch sie eine Fortsetzung historischer Entwicklungen dar. Die Untersuchung früherer Formen des kulturellen Kontaktes und der

Innovation kann somit dazu beitragen, Behauptungen über die heutige Globalisierung zu bewerten. Versteht man, wie neue Nahrungsmittel in der Vergangenheit aufgenommen wurden, so kann man leichter auf den Verlust von Vielfalt durch industrielle Standardisierung reagieren. Darüber hinaus können frühere Erfahrungen mit kolonialer Eroberung oder globaler Migration sowohl für die Rechtsordnung wie auch für die persönliche Initiative aufschlussreich sein.

Ungeachtet der Kontinuitäten ist es gleichermaßen wichtig, den historischen Wandel anzuerkennen. Die moderne Landwirtschaft hat eine nie dagewesene Fülle hervorgebracht, zumindest im Westen, wo die Menschen sich kaum eine Vorstellung davon machen können, was Nahrungsmittel in von Hunger bedrohten Gesellschaften bedeuten. Soziale Beziehungen, die auf Nahrung gründen, verändern sich ebenfalls, da nationale Küchen lokale Spezialitäten subsumieren und die Wahlmöglichkeit des Individuums sich auf Kosten des Familienverbandes vervielfältigt. Ob Gemeinschaften, die auf gemeinsamen, industriell erzeugten Verbrauchervorlieben beruhen – beispielsweise die Pepsi-Generation –, die emotionale Befriedigung traditionellerer sozialer Bindungen bieten können, bleibt zweifelhaft.

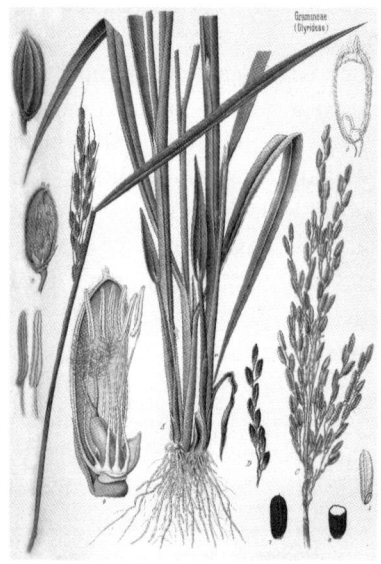

Reis
Oryza sativa

1 Die erste Welt-Kochkultur

»Zivilisation« ist ein Produkt der Landwirtschaft, und obschon Ackerbaugesellschaften nicht immer als »zivilisiert« betrachtet wurden, wurden Nomaden, die sich durch Jagen, Sammeln oder nomadische Viehhaltung ernährten, von ihren sesshaften Nachbarn stets als »Barbaren« verunglimpft. Der Übergang vom Jagen und Sammeln zur Landwirtschaft vollzog sich zuerst im Nahen Osten, wo eine Fülle natürlichen Graslandes die Rohmaterialien zur Kultivierung von Pflanzen bot. Das Ende der letzten Eiszeit um 10 000 v. Chr. förderte neue Strategien zur Beschaffung von Nahrung, und mit der Zeit verwandelten die Menschen wilde Arten durch einen unbewussten Ausleseprozess geeigneter Pflanzen und Förderung ihrer Vermehrung in nützlichere Getreidesorten wie Gerste, Hafer und Weizen. Als die Nahrungsquellen verlässlicher wurden, ließen sich um 8000 v. Chr. Nomadenstämme in Ackerbaudörfern in Jericho und Çatal Hüyük (in der heutigen Türkei) nieder. Frühe Ackerbauern machten auch Früchte, Nüsse und Hülsenfrüchte zu Kulturpflanzen. Die günstigen natürlichen Ressourcen des Nil in Ägypten und des Tigris und Euphrat in Mesopotamien brachten landwirtschaftliche Überschüsse hervor und ermöglichten so die Entstehung komplexer Gesellschaften, in denen ein ungleicher Zugang zur Nahrung zur Herausbildung von Hierarchien beitrug. Diese soziale Differenzierung in archaischen Staaten um 2000 v. Chr. führte auch zur patriarchalischen Unterordnung von Frauen, eine Ironie angesichts der entscheidenden Rolle der Sammlerinnen bei der Nutzbarmachung von Pflanzen als Kulturpflanzen.

Weidetraditionen entstanden im Nahen Osten gleichzeitig mit dem Ackerbau. Obwohl Hunde zusammen mit Menschen seit Tausenden von Jahren gejagt hatten, brachte die Domestizierung des Schafes um 9000 v. Chr. die ersten Herdentiere hervor. Rinder und Ziegen wurden später domestiziert und verbreiteten sich in weiten Bereichen des Mittleren Ostens und Nordafrikas. Die Verwendung von Milchprodukten setzte etwa um

6000 v. Chr. ein und beinhaltete gewöhnlich irgendeine Form der Weiterverarbeitung zu Käse, Joghurt und Butter anstatt des Verzehrs von Rohmilch. Das Vieh wurde ebenfalls in der Landwirtschaft eingesetzt, indem es Pflüge zog und Dünger lieferte, aber der Kampf um Weide- und Ackerland führte zur Ausbildung kultureller Unterschiede zwischen nomadischen Hirten und sesshaften Ackerbauern. Schweine wurden die bevorzugte Fleischquelle in Städten, weil sie sich rasch vermehrten und Abfälle fraßen. Weidevölker wie die Hebräer betrachteten sie als schmutzige Tiere und nicht für den menschlichen Verzehr geeignet.

Die sozialen Funktionen von Nahrung, die Herausbildung von Hierarchien und Unterscheidungsmerkmalen zwischen den Völkern, sind das Thema dieses Kapitels. Es werden drei Zivilisationen untersucht, zwei der klassischen Welt und eine der nachklassischen. Das Chinesische und das Römische Reich entwickelten beide eine anspruchsvolle Landwirtschaft und betrachteten die Nahrungszubereitung als Merkmal des hohen Grades an Zivilisation, durch den sie sich von den barbarischen Außenseitern unterschieden. Im Gegensatz dazu nutzte der Islam sowohl seine Ackerbau- als auch seine Weidetraditionen, um eine multiethnische Gesellschaft zu schaffen, die sich über drei Kontinente erstreckte. Die Festmähler von Bagdad dürften Zeugnis gegeben haben von der ersten weltumspannenden Kochkultur, aber die Ernährung der römischen und chinesischen Eliten hing ebenfalls von exotischen Zutaten ab, die aus fernen Ländern herbeigeschafft wurden.

Chinesische Küche

Obwohl Reis das wichtigste Grundnahrungsmittel des modernen Asien wurde, entwickelte sich die historische chinesische Zivilisation im trockenen Norden, in einer für den Reisanbau ungeeigneten Region. Die Menschen ließen sich bereits 7000 v. Chr. in Ackerbaudörfern im Tal des Gelben Flusses nieder und bauten Hirse an, ein sehr nahrhaftes Getreide. Die Kultivierung von Reis fand wahrscheinlich an mehreren Orten statt, von Südostasien bis zum Jangtse-Tal, das schließlich zum Kernland der chinesischen Landwirtschaft wurde. Der scheinbar primitivere nomadische Lebensstil entstand hier tatsächlich erst später, um 2000 v. Chr., als Turkvölker die Reitkunst in die westliche Steppe brachten. Die chinesische Küche entwickelte sich somit von frühester Zeit an mit deutlichen regionalen Unterschieden.

Der chinesische Staat war sich seiner agrarischen Basis bewusst, und die alten Klassiker stuften die Ernährung als die erste von acht Regierungsaufgaben ein. Gemäß der Überlieferung ernannte der Gründer der Shang-Dynastie (etwa 1766–1122 v. Chr.) seinen Koch Yi Yin zum Premierminister, und der Kochkessel diente als wichtigstes Symbol der Regierung. Kaiser vollführten kunstvolle rituelle Opfer, um die Götter und Ahnen günstig zu stimmen und so gute Ernten zu sichern. Nach Absetzung der Shang-Dynastie legitimierte die westliche Zhou-Dynastie (etwa 1040–771 v. Chr.) ihr Recht auf Herrschaft, das Mandat des Himmels, indem sie behauptete, vom Hirsegott abzustammen.

Die Regulierung der Ernährung blieb mit dem Entstehen der chinesischen Sozialphilosophie während der östlichen Zhou-Dynastie (770–256 v. Chr.) eine zentrale Aufgabe. Konfuzius (551–479 v. Chr.), der besonderen Wert auf vornehmes Verhalten und strenge Beachtung der sozialen Hierarchien legte, erweiterte diese Anstandsnormen bis in die kleinsten Einzelheiten der Nahrungszubereitung. Die *Analekten* beschreiben sein anspruchsvolles Verhalten beim Essen: »Zu kurz gekochtes Essen isst er nicht, und Nahrung, die zu unpassenden Zeiten serviert wird, isst er nicht. Fleisch, das nicht richtig geschnitten ist, isst er nicht, und wenn er nicht die passende Sauce erhält, isst er nicht.« Indem er individuelles Verhalten auf den Staatskörper übertrug, verglich Konfuzius ein gut durchdachtes Mahl mit einem gut regierten Staat. Mencius (372–289 v. Chr.) behauptete ebenfalls, dass die erste Pflicht eines Herrschers darin bestehe, dafür zu sorgen, dass seine Untertanen ordentlich ernährt würden. Sogar die äußerst strenge legalistische Schule, die sich in den meisten Themenbereichen gegen den Konfuzianismus wandte, stimmte mit ihm darin überein, dass eine produktive Landwirtschaft für das Wohlergehen des Staates unerlässlich sei.

Das Bedachtsein auf Ausgewogenheit und Form hatte die chinesischen Kochmethoden und Essrituale bereits um die Zeit der östlichen Zhou erfüllt. Der erste Schritt zur Zubereitung eines ordentlichen Mahles bestand darin, das richtige Gleichgewicht zwischen dem Grundnahrungsmittel Getreide und der Beikost wie Fleisch und Gemüse herzustellen. Aus der Not heraus aßen die Armen große Schüsseln Reis oder Hirsebrei, ergänzt durch Sojabohnen, aber die Ernährungsempfehlungen rieten auch den Wohlhabenden, übermäßige Mengen reichhaltiger Nahrungsmittel zu meiden. Erneut ging Konfuzius mit gutem Beispiel voran: »Obwohl es genug Fleisch gibt, erlaubt er nicht, dass es die belebende Kraft des Reises überwältigt.« Auch hatten sich die Grundmuster der Kombination von Aromen und des Kleinhackens der Zutaten, die noch immer die Charakteristika der modernen chinesischen Küche sind, herausgebildet; tatsächlich spiegelte schließlich die Kunst des Koches, die fünf Geschmacksrichtungen (salzig, bitter, süß, sauer und scharf) ins Gleichgewicht zu bringen, die kosmologische Balance der fünf Elemente (Erde, Holz, Feuer, Wasser und Metall) wider.

Die Art der Zubereitung trug ebenfalls zur Entstehung sozialer Hierarchien bei. Die *Riten der Zhou* übertrugen über 2 200 Dienern, mehr als der Hälfte eines kaiserlichen Idealhaushalts, die Zubereitung von Speisen und Getränken. Andere Werke bestimmten die angemessene Anzahl von Fleisch- und Gemüsegerichten gemäß des Ranges (ein hoher Minister verdiente acht, wohingegen ein niedriger Beamter nur sechs bekam) und des Alters (größere Vielfalt war den Alten vorbehalten). Man ging davon aus, dass alle Menschen vier Schalen Getreide täglich aßen. Die Klassiker schrieben auch eine strenge Etikette vor, wobei sie besondere Aufmerksamkeit auf die Ehrerbietung legten, die Menschen niedrigeren Ranges den Höherstehenden schuldeten. Diese für eine elitäre Leserschaft verfassten Texte prangerten das ungehobelte Verhalten der unteren Klassen an, obwohl die einfacheren Leute zweifellos ihre eigenen Normen für richtiges Verhalten hatten.

Die chinesische Vorliebe für opulente Festmähler vertrug sich nicht gut mit den philosophischen Lehren von Einfachheit und geistiger Nahrung. Das *Tao te king*, das Laotse, einem Mystiker des 6. Jahrhunderts, zugeschrieben wird, warnte schlicht und einfach: »Die fünf Geschmacksrichtungen verwirren den Gaumen.« Mozi (470–391 v. Chr.) prangerte ausdrücklich die Feinschmeckerei der Elite an: »Es besteht nicht die Notwendigkeit, die fünf Geschmacksrichtungen außergewöhnlich gut miteinander zu kombinieren oder die verschiedenen süßen Aromen in Einklang zu bringen. Und es sollten keine Anstrengungen unternommen werden, seltene Delikatessen aus fernen Ländern zu beschaffen.«

Aus dieser Spannung zwischen Luxus und Einfachheit entstand letztlich ein System der Säftelehre. Die chinesischen Ärzte übertrugen das taoistische Konzept von Yin und Yang auf die Nahrungsmittel und rieten den Patienten, sich ihre Gesundheit zu bewahren, indem sie »heiße« und »kalte« Nahrungsmittel in ein ausgewogenes Verhältnis brachten. Diese Eigenschaften bezeichneten nicht die Temperatur der Nahrungsmittel, sondern ihre Auswirkungen auf den Körper: Fleisch, Ingwer und gebratene Speisen waren beispielsweise »erhitzend«, Kohl, Schellfisch und gekochte Speisen hingegen »kühlend«. Ein Fiebernder sollte kühlende Speisen zu sich nehmen, wohingegen ein an Kälte Leidender erhitzender Speisen bedurfte. Getreide wie Reis und Hirse galten als neutral. Dieses System wurde erst im 5. Jahrhundert n. Chr. nach Aufkommen des Buddhismus in eine feste Form gebracht, und es bestanden weiter unterschiedliche Meinungen hinsichtlich der genauen Natur bestimmter Nahrungsmittel.

Jahrhunderte der Stabilität während der Han-Dynastie (206 v. Chr.– 220 n. Chr.) erlaubten eine landwirtschaftliche Revolution. Bereits während der östlichen Zhou-Dynastie hatte mit dem Schmieden von Eisenpflügen eine Innovation eingesetzt, und Han-Beamte erstellten komplizierte landwirtschaftliche Vorschriften und errichteten staatliche Getreidespeicher, um Hungersnöte zu verhindern. Neue Kochmethoden trugen ebenfalls zur besseren Nutzung der Ressourcen bei. Weizen, ein für die Zubereitung von Brei weniger geeignetes Getreide, fand nach der Erfindung der Nudeln weite Verbreitung. Intensive Landwirtschaft verdreifachte laut einer Volkszählung von 2 n. Chr. die chinesische Bevölkerung auf 60 Millionen Einwohner, doch bewirkte dies einen stärker konzentrierten Landbesitz. Trotz sozialer Wohlfahrtspolitik verursachte die Not der Bauern zahlreiche Rebellionen. Kaiser Wang Mang (herrschte 9–23 n. Chr.) machte sich an ein Programm der Landumverteilung, wurde aber gestürzt und getötet.

Chinesische Landwirte sahen in der Zubereitung durch Kochen auch einen zivilisatorischen Standard, um sich von den jenseits der Großen Mauer lebenden Nomaden abzugrenzen. Wilde Stämme aßen angeblich rohes Fleisch oder kein Getreide und verstießen so gegen die Regeln zivilisierter Nahrungsaufnahme. Han-Chinesen mieden gewissenhaft Milch und Käse, die die viehtreibenden Barbaren zu sich nahmen, obwohl Milchprodukte nach zahlreichen ausländischen Invasionen während der nördlichen und südlichen Dynastien (317–589 n. Chr.) zumindest bei den Nordchinesen auf Akzeptanz gestoßen waren. Die Nahrungszubereitung wies einen ausgeprägten Regionalismus auf, da die Nordchinesen die seltsamen Wasserlebewesen, regionalen Landwirtschaftserzeugnisse und Gewürze des Südens mit Argwohn betrachteten. Ungeachtet des chinesischen Selbstbildes als »Reich der Mitte« war kultureller Kontakt von großer Bedeutung für den Aufstieg seiner Zivilisation und begann mit Kontakten zwischen den Regionen des Gelben Flusses und des Jangtse. Ein solcher Austausch von Nahrungsmitteln wie auch der Aufbau sozialer Identität im

Gegensatz zu den nomadischen Fremden kennzeichneten auch ein anderes großes Imperium der Antike, das Römische Reich.

Ernährung in der antiken Mittelmeerwelt

Anders als die Chinesen schufen mit den Römern unzivilisierte Eroberer einer zivilisierten Mittelmeerwelt ein Imperium. Die Etruskerkönige, die Rom bis zur Gründung der Republik im Jahre 509 v. Chr. regierten, waren für ihre reiche Landwirtschaft und üppigen Festmähler bekannt. Ägypten blieb mit dem beständig fruchtbaren Nil und den schon damals berühmten Pyramiden das Muster für Zivilisation, auch wenn seine Blütezeit vorbei war. Die Griechen und die Phönizier hatten in der Zwischenzeit bereits begonnen, Kolonien zu gründen und Weizen, Oliven und Wein im gesamten Mittelmeerraum und den Senken des Schwarzen Meeres anzubauen. Kaufleute aus diesen weit entfernt liegenden Handelsreichen trieben einen lukrativen Handel mit Getreide, Öl und Wein wie auch mit solchen Luxusgütern wie Honig, Gewürzen und *garum*, einer scharfen Sauce aus fermentiertem Fisch und aromatischen Kräutern. Die Mehrheit der Menschen verdiente sich mit Landwirtschaft ihren Lebensunterhalt, aber sogar die Bauern, die weitestgehend Selbstversorger waren, kauften und verkauften auf Märkten Waren.

Die Alltagsnahrungsmittel der Römischen Republik spiegelten die stoische Genügsamkeit des Bürger-Soldaten wider, der ein kleines Stück Land bewirtschaftete. Ein einfacher Brei aus Emmer-Weizen, ergänzt durch eiweißreiche Saubohnen, bildete die Grundlage der Ernährung. Kohlarten, Blattgemüse und andere Gemüsesorten brachten Abwechslung in die Mahlzeiten, und sogar Stadtbewohner unterhielten Küchengärten. Gemüse wurde im Gegensatz zur chinesischen Praxis, alles zu kochen, im Allgemeinen roh als Salat und mit viel Olivenöl gegessen. Genau genommen glaubten die Römer, die Sonne »koche« das Gemüse, anders als das wahrhaft rohe Fleisch. Da Gras und Viehfutter knapp waren, aßen selbst die Reichen wenig tierisches Eiweiß, und wenn, dann im Allgemeinen eher Schweinefleisch als Fisch, den die Griechen bevorzugten, oder Rindfleisch. Wein war das allgemein übliche Getränk, obwohl seine Qualität je nach Klassenzugehörigkeit stark variierte. Legionäre auf dem Feldzug aßen Fleisch wie auch Getreidebrei oder Fladenbrote und tranken Essigwasser.

Bei öffentlichen Festmählern, die eine wichtige Rolle im politischen, sozialen und religiösen Leben spielten, ließen die Römer diese frugalen Alltagsgewohnheiten außer Acht. Per Definition beinhaltete ein Bankett den Verzehr von Opferfleisch, das die Teilnehmer an religiösen Zeremonien unmittelbar zu essen erhielten oder das hinterher auf dem Markt erworben wurde. Auf jeden Fall erfreuten sich die Wohlhabenden des Löwenanteils. Wenngleich es angeblich eine Zusammenkunft Gleicher war, spiegelte das *convivium*, das gemeinsame Mahl, soziale und politische Hierarchien wider. Angehörige der Patrizier-Klasse bewirteten plebejische Klienten, um sich ihre Wählerstimmen zu sichern, obwohl Senatoren die Praxis, den Klienten kostenlose Essenseinladungen zu bieten, als Missbrauch des Patron-Klient-Systems missbilligten. Plebejer beteiligten sich auch an dieser Geselligkeitsform, indem sie Essens- und Begräbnisgesellschaften bildeten, um die Kosten aufzuteilen.

Griechisch-römische Einstellungen gegenüber dem Staat und dem Markt unterschieden sich stark von der chinesischen Konzentration auf die öffentliche Wohlfahrt. Demokratische und republikanische Ideale, wie sie auf die eigenen Fähigkeiten vertrauende Bauern-Soldaten hatten, schlossen aus, dass der Staat die Leute direkt ernährte, selbst in Zeiten der Hungersnot. Wenn überhaupt, brachten Privatpersonen als Wohltäter (*euergetes*) der Armen eine staatsbürgerliche Fürsorge zum Ausdruck. Im 2. Jahrhundert v. Chr. hatten große Landgüter (*latifundia*), die von Sklaven bewirtschaftet wurden, die unabhängigen Bauern abgelöst, die traditionell die Legionen bemannten. Die Brüder Marcus und Gaius Gracchus versuchten, das soziale Gleichgewicht durch Landumverteilung ab 133 v. Chr. wiederherzustellen, aber sie erlitten das gleiche Schicksal wie der chinesische Reformer Wang Mang. Brot und Spiele anzubieten wurde für ehrgeizige Politiker wie Julius Caesar eine wirksame Strategie. Nach dem Ende der Republik bürokratisierte Kaiser Augustus (herrschte 28 v. Chr. – 14 n. Chr.) die Nahrungsmittelversorgung für die Hauptstadt des Reiches, indem er Getreide aus Ägypten importierte, um die Millionenbevölkerung Roms ruhig zu halten. Die Verbraucher anderswo waren noch von den Märkten und der gelegentlichen Wohltätigkeit der Landbesitzer abhängig.

Nostalgische römische Kommentatoren gaben der griechischen Dekadenz die Schuld am Verfall der republikanischen Tugend. Der Komödienschreiber Plautus (254–184 v. Chr.) datierte die Ankunft des ersten Koches in Rom auf das Jahr 187, und in der Tat hatte das griechische Brot innerhalb eines halben Jahrhunderts begonnen, den herkömmlichen Getreidebrei zu ersetzen. Die nach Osten gerichtete Expansion brachte Rom auch in Berührung mit dem Gewürzhandel; eine Reihe von Luxusgesetzen folgte, bewirkte aber wenig. Ein Kochbuch, das Apicius zugeschrieben wird, dokumentiert die verschwenderische Haute Cuisine des Imperiums. Petronius' *Satyricon* schildert das vulgäre Festessen eines neureichen früheren Sklaven, Trimalchio, der während eines Banketts einen Koch ausschimpft, dieser habe ein ganzes Schwein serviert, ohne es vorher auszunehmen. Als der glücklose Koch den Bauch aufschlitzt, »vergrößerten sich die Schnitte durch den inneren Druck, und es ergossen sich auf einmal, nicht Schweineinnereien und Gedärm, sondern Stück um Stück herauspurzelnde Würste und Blutwürste.« Moralisten übertrieben zweifellos die Häufigkeit des Gebrauchs von Brechmitteln bei den Römern, aber die Griechen zumindest hielten Ärzte bereit, um die Auswirkungen zu reichlichen Nahrungsgenusses zu behandeln. Sie rieten zu Diäten, die die vier Säfte – Blut, Phlegma sowie gelbe und schwarze Galle – ins Gleichgewicht bringen sollten, ein Gedankengebäude, das auf dem Weg über die hellenistische Welt auch die muslimischen und vielleicht die chinesischen Überzeugungen beeinflusste.

Zivilisation über Kochkultur zu definieren war somit für Rom problematischer als für China. Der Verzehr von Brot und Wein unterschied die Römer von den Barbaren, die übermäßige Fleischmengen aßen – im Fall der Hunnen vielleicht sogar roh – und Bier tranken. Doch gleichzeitig suchten die Römer sich von den griechischen Ausschweifungen zu distanzieren, indem sie an eine rustikal-bäuerliche Vergangenheit glaubten. Sogar diese Unterschiede verwischten sich mit der Zeit, da sich größere Gruppen von Germanen innerhalb des Reiches ansiedelten. Die Neuankömmlinge übernahmen die römischen Gewohnheiten wie die Vorliebe für Wein, behielten aber ihre Weidewirtschaft bei, und schließlich war Fleisch sogar in öffentlichen Almosen und in den Rationen für Sklaven enthalten. Solche Großzügigkeit war möglich, weil Land, das auf dem Höhepunkt des römischen Einflusses unter den Pflug gekommen war, sich wieder in Wald und Weideland verwandelte, als sich das Reich zurückzog. Obwohl der Zusammenbruch der Han-Dynastie einen vergleichbaren Bevölkerungsrückgang mit sich brachte, absorbierten die ethnischen Chinesen schließlich die ausländischen Eindringlinge und stellten die imperiale Herrschaft wieder her. Der römischen Identität innewohnende Widersprüche, veranschaulicht durch die janusköpfige Einstellung zur Nahrung, haben möglicherweise dazu beigetragen, dass das Weströmische

Reich hierzu nicht in der Lage war. Mediterrane Essgewohnheiten veränderten sich weiterhin, als in der nachklassischen Ära neue Zivilisationen entstanden.

Multiethnisches Essen in der muslimischen Welt

Bevor er um 610 n. Chr. die islamische Religion begründete, führte der Prophet Mohammed Kamelkarawanen über die arabische Halbinsel und schlug so eine Brücke zwischen dem nomadischen Lebensstil der Wüste und den sesshaften Bauerndörfern der Oasen und der Küste. Der Islam verschmolz ebenfalls unterschiedliche kulturelle Traditionen zu einer neuen Zivilisation. Muslimische Armeen holten unter dem zweiten Kalifen, Umar ibn Abd al-Khattāb (herrschte 634–644), zum Schlag aus und unterwarfen große Teile des Sassanidenreiches und des Byzantinischen Reiches und übernahmen auf diese Weise persische und griechische Kulturtraditionen. Innerhalb eines Jahrhunderts breitete sich die muslimische Herrschaft von Spanien über Nordafrika und den Mittleren Osten bis nach Indien aus und bot so Zugang zu den Zutaten und Kochtechniken dreier Kontinente, womit sie die Grundlage für eine Küche schuf, die die gesamte bekannte Welt umspannte.

Die vereinte Regierung des Kalifats förderte ausgedehnten Handel und Migration und führte im Westen asiatische Anbaupflanzen ein. Im Islam genoss der Kaufmannsberuf großes Ansehen, und arabische Händler dominierten bald die Schiffsrouten im Indischen Ozean. *Tausendundeine Nacht* schildert die Fülle der landwirtschaftlichen Produkte, die den Einkäufern in Bagdad verfügbar war: »syrische Äpfel und osmanische Quitten, Pfirsiche aus Oman, Gurken vom Nil, ägyptische Limonen und Zitronen aus dem Sultanat«. Niedrige Steuern, vorwiegend persönlich freie Arbeitskräfte und die Möglichkeit, Land zu besitzen, lockten Bauern aus Persien und Indien nach Westen. Sie brachten ihre ausgeklügelten Bewässerungstechniken und tropische asiatische Kulturpflanzen wie Reis, Zucker, Hartweizen, Zitrusfrüchte, Bananen, Mangos, Spinat, Artischocken und Auberginen mit. Einige Pflanzen afrikanischen Ursprungs wie Wassermelonen und Sorghum machten sogar eine Rundreise von der Swahiliküste nach Indien, wo sie veredelt wurden, ehe sie nach Afrika und Europa zurückkehrten. Auf der Pilgerreise nach Mekka schilderte der spanische Muslim Ibn Jubayr Wassermelonen, die »zuckersüß oder wie reinster Honig« schmeckten – ein riesiger Unterschied zu den bitteren wilden Melonen Afrikas.

Trotz dieser starken Wanderbewegung von Menschen und Pflanzen blieben die regionalen Kochweisen weiterhin sehr unterschiedlich. Die auf Milchprodukten und Datteln basierende Kost der Beduinen, die sich seit vorislamischer Zeit kaum verändert hatte, bildete einen Kontrast zu den üppigen Braten, Reispilaws und süßen und pikanten Kombinationen der persischen höfischen Kochkunst. Köche vom maurischen Spanien bis nach Palästina spezialisierten sich auf frische mediterrane Meeresfrüchte, wohingegen andere im Mittleren Osten lediglich Zugang zu einer begrenzten Auswahl an getrockneten Fischen hatten. Couscous, ein körniges, über Dampf erhitztes Gericht aus Sorghum und später Hartweizen, verbreitete sich langsam von Marokko aus und erreichte wahrscheinlich um das 13. Jahrhundert Syrien und den Irak. Im Gegensatz dazu waren mit der Verbreitung des Zuckerrohrs Süßigkeiten und Gebäck schließlich überall in der muslimischen Welt zu finden.

Die islamischen Ernährungsgesetze erlegten diesen unterschiedlichen Regionalküchen einen gewissen einheitlichen Rahmen auf. Schweinefleisch war Muslimen verboten, wodurch Hammel das bevorzugte Fleisch wurde. Sowohl arabische als auch jüdische Fleischer führten rituelle Schlachtungen durch, indem sie das Tier völlig ausbluten ließen. Der Koran verbot auch Alkohol, der schließlich durch Kaffee ersetzt wurde. Muslime fasteten für die Dauer des Monats Ramadan und aßen und tranken nichts während der langen, heißen Tage, wohingegen Katholiken während der Fastenzeit kein Fleisch zu sich nahmen. Gastfreundschaft und Wohltätigkeit, die es zwar in allen Gesellschaften gab, waren in der rauen arabischen Wüste besonders tief verwurzelt, und der *zakāt* oder Zehnte für die Armen zählte zu den fünf Säulen des Islam. Die Großzügigkeit von Kalifen wie Harun al-Raschid (herrschte 786–809) brachte im Vergleich zur organisierten Wohlfahrtspolitik Chinas eher persönliche Wohltätigkeit zum Ausdruck, aber diese religiöse Erfordernis erlegte dem Einzelnen ein stärkeres Verantwortungsgefühl auf, als es die staatsbürgerliche Pflicht im antiken Rom tat.

Ungeachtet der Almosen für die Armen stellte die verschwenderische Küche des Abassiden-Kalifats (750–1258) den ethischen Grundsatz der Gleichheit innerhalb der muslimischen Gemeinschaft in Frage. Das *Kitāb al-Bukhalā* (Buch der Geizigen) tadelte im 9. Jahrhundert Araber dafür, dass sie folgende Speisen aßen: »persisches Essen, das Essen von Chosroes, das Fleisch des Weizens im Speichel der Biene und der reinsten geklärten Butter ... Ibn al-Khattāb hätte dies nicht gebilligt.« Dieser Verweis auf den spartanischen zweiten Kalifen war ein Tadel für den zeitgenössischen Hof von Bagdad, dass er sich von persischem Luxus habe verderben lassen. Die in der arabischen Literatur allgegenwärtige Hand des Schicksals konnte auch jene strafen, die durch köstliche Nahrungsmittel abgelenkt wurden. Der marokkanische Reisende Ibn Battūta erzählte ein Märchen, das *Tausendundeiner Nacht* würdig ist, über einen Theologen, Jalāl ad-Dīn, der von einem Süßigkeitenverkäufer in Versuchung geführt wurde. »Der Meister verließ seinen Unterricht, um ihm zu folgen, und verschwand für einige Jahre. Dann kehrte er zurück, doch geistig zerrüttet, und sprach nichts außer persischen Versen, die niemand verstehen konnte.«

Köche von jenseits der islamischen Welt suchten auch bei den kosmopolitischen Festmählern der Kalifen nach Inspiration. Das christliche Mittelalter kam mit diesen Rezepten nicht so sehr durch die Kreuzzüge als durch die von Muslimen besetzten Gebiete Spaniens und Siziliens in Berührung. In Italien waren aus Hartweizen hergestellte Makkaroni im 13. Jahrhundert aufgetaucht, und zweihundert Jahre später breitete sich der Reisanbau gen Norden aus, wo Köche noch immer einen breiartigen Risotto zubereiten. Wissenschaftler haben die Verbindungen zwischen dem verfeinerten Gebrauch von Gewürzen in arabischen Kochbüchern und in europäischen Werken des Spätmittelalters nachgezeichnet, obwohl sich aufgrund ähnlicher Rezepte bei Apicius ein direkter Einfluss schwer nachweisen lässt. Afrikanische Köche profitierten ebenfalls von der Einführung neuer Zutaten und Kochtechniken. Die Verbreitung von Anbaupflanzen verlief eher Richtung Westen, wobei Asien daraus weniger Nutzen zog; nichtsdestoweniger prägte das Sultanat Delhi (1206–1526) stark die Kochweise Nordindiens. Muslimische Rezepte erschienen auch in chinesischen häuslichen Leitfäden der Song-Dynastie (960–1279), aber ihr Einfluss wurde von einer einheimischen kulinarischen Revolution überlagert, die von verbesserten vietnamesischen Reissorten und einer sich entwickelnden Marktwirtschaft verursacht wurde. Als die chinesische Bevölkerung im 12. Jahrhundert die 100 Millionen überschritt, rühmten sich die Restaurants in Hangzhou einer so vielfältigen Küche wie jene am Hofe von Bagdad.

Da ihre Identität fest in ihrer Gottergebenheit wurzelte, brauchten die Muslime wenig Klischees über barbarisches Essen, um sich von den Ungläubigen zu unterscheiden. Arabische Kaufleute und Pilger reisten weit und legten eine starke Neugier hinsichtlich der Bräuche und Nahrungsmittel der Menschen, denen sie begegneten, an den Tag. Ihre Toleranz gegenüber den »Buchreligionen«, einschließlich Christen und Juden, und später auch Hindus und Buddhisten, trug ebenfalls dazu bei, die vielfältigste Küche der postklassischen Welt zu schaffen.

Schlussfolgerung

Spannungen zwischen Weidewirtschafts- und Ackerbaugesellschaften spiegelten ökologische, gesundheitliche und moralische Belange wider. Ein grundlegender Wettstreit um Land, wie er zwischen Pflug und Weide stattfindet, wurde in kulturelle Ideale übertragen, da die Bauern das Wanderleben der Nomaden anprangerten, die wiederum die Eintönigkeit eines umzäunten Feldes mieden. Die körperlichen Beschwerden der Laktoseintoleranz ließen Milch für erwachsene Chinesen ekelhaft erscheinen, obwohl Butter, Käse und Joghurt in Indien und im Mittelmeerraum weithin verzehrt wurden. Selbst ohne das Fleisch, das Nomadenstämmen verfügbar war, schufen agrarische Gesellschaften ein Gleichgewicht zwischen Getreide als Grundnahrungsmittel und Sojabohnen, Saubohnen und anderen eiweißreichen Leguminosen. Die vegetarischen bäuerlichen Kochweisen waren im Grunde gesund, aber subklinische Formen von Unterernährung waren in der Antike weit verbreitet, wie dies auch in den sich entwickelnden Gesellschaften der heutigen Zeit der Fall ist.

Die drei in diesem Kapitel untersuchten Zivilisationen brachten alle verfeinerte Kochweisen hervor, die soziale Hierarchien verstärkten und »kultivierte« Einheimische von »barbarischen« Fremden abgrenzten. Nichtsdestotrotz variierte das Ausmaß der Ernährungseinschränkungen aus moralischen oder gesundheitlichen Gründen sehr stark; die Chinesen und die Römer hatten weniger Tabus als ihre jeweiligen hinduistischen und jüdischen Nachbarn. Alle Gesellschaften waren bei einigen Nahrungsmitteln, insbesondere Gewürzen und anderen Genussmitteln, die einen wichtigen Bestandteil des Fernhandels darstellten, von Fremden abhängig. Wie sich der Zugang zu Nahrungsmitteln je nach gesellschaftlichem Rang unterschied, so verstärkte die Zubereitung der Nahrung Ungleichheiten zwischen den Geschlechtern. Es waren Männer, die die raffinierte höfische Kochkunst schufen, und männliche Priester bereiteten die Speisen für die Götter zu, wohingegen Frauen zur Nahrungszubereitung im Alltag degradiert wurden. Kulturelle Muster, die von stabilen agrarischen Gesellschaften herstammten, erwiesen sich sogar noch dann als äußerst dauerhaft, als sich in der Frühen Neuzeit radikale Veränderungen bei Produktion und Konsum von Nahrungsmitteln Bahn brachen.

Weiterführende Literatur

Zur frühen Landwirtschaft:
Kenneth F. Kiple / Kriemhild Conée Kiple (Hg.), The Cambridge World History of Food, 2 Bde., Cambridge 2000.

Zu China:
K. C. Chang (Hg.), Food in Chinese Culture, New Haven 1977.
E. N. Anderson, The Food of China, New Haven 1988.
David Knechtges, A Literary Feast: Food in Early Chinese Literature, in: Journal of the American Oriental Society 106 (1) (1986), S. 49–63.

Zu den Zivilisationen im Mittelmeerraum:
Jean-Louis Flandrin / Massimo Montanari (Hg.), Food: A Culinary History, New York 1999.
Peter Garnsey, Food and Society in Classical Antiquity, Cambridge 1999.
Emily Gowers, The Loaded Table: Representations of Food in Roman Literature, Oxford 1993.

Zum Islam:
Maxime Rodinson / A. J. Arberry / Charles Perry, Medieval Arab Cookery, Devon 2001.
Andrew M. Watson, Agricultural Innovation in the Early Islamic World: The Diffusion of Crops and Farming Techniques, 700–1100, Cambridge 1983.

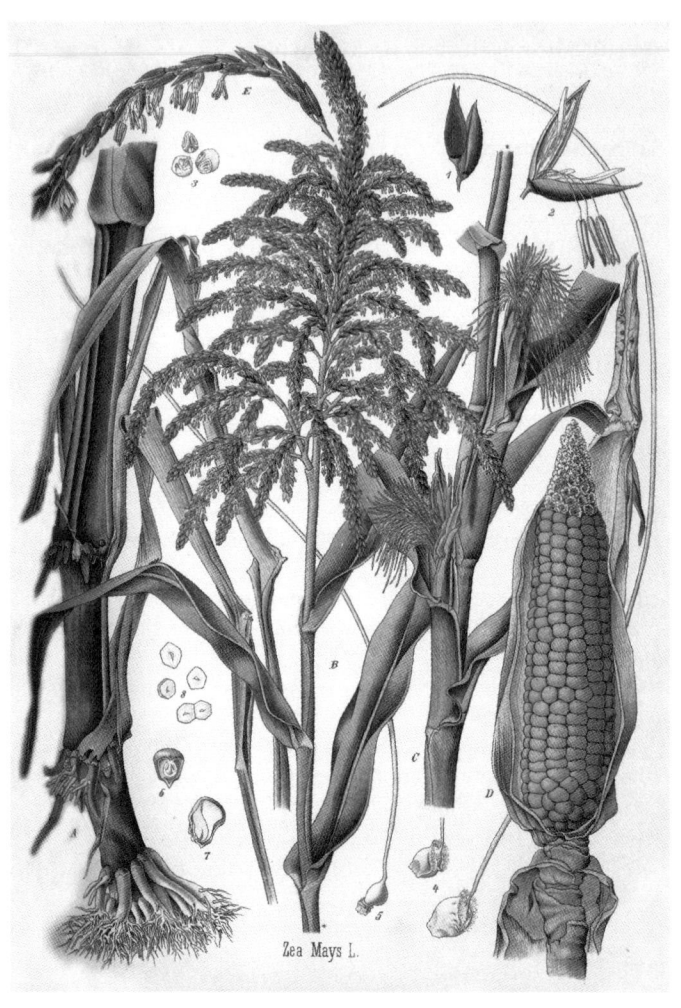

Mais
Zea mays

TEIL I
Die Zutaten des Wandels

Die Agrarwirtschaften der vormodernen Zeit wurden hauptsächlich mit menschlicher und tierischer Arbeitskraft betrieben und standen deshalb in Zusammenhang mit den Langzeitrhythmen von Bevölkerungswachstum und -abnahme. Landwirtschaftliche Innovationen, angefangen von den in der Han-Dynastie erfundenen Reismühlen bis zu neuen, von muslimischen Händlern eingeführten Anbaupflanzen, hatten größere wirtschaftliche Bedeutung als der Fernhandel mit Waren wie etwa Gewürzen, die den Wohlhabenden vorbehalten waren. Die beginnende Globalisierung der Nahrungsproduktion in der frühen Neuzeit förderte in vielen Gegenden eine Bevölkerungszunahme sowie wirtschaftliche Expansion und trug auch zu tiefgreifendem sozialen Wandel bei.

Die europäischen Mächte, die Hauptnutznießer dieses Wandels, vergrößerten stark ihren weltweiten politischen Einfluss. Während der postantiken Ära hatte das mittelalterliche Europa an der Peripherie der um den Indischen Ozean konzentrierten Handelsnetzwerke gelegen. Portugiesische und niederländische Geschütze gewannen bald die Kontrolle über die Seewege, während die spanischen Konquistadoren eine riesige Landmasse in Nord-, Mittel- und Südamerika eroberten. Nichtsdestotrotz blieben der europäischen Hegemonie in der frühen Neuzeit Beschränkungen auferlegt. Maritime Nationen erwarben nur kleine Handelsaußenposten in Asien und Afrika, wo sie mit Duldung lokaler Potentaten operierten, und nicht-westliche Kaufleute lenkten geschickt einen guten Teil des Gewürzhandels an dieser Einflusssphäre vorbei. Trotz der verheerenden Auswirkungen neuer Krankheiten erreichten die amerikanischen indigenen Untertanen auch Übereinkommen mit den Kolonialherrschern und konnten sich so viel von ihrer kulturellen Autonomie bewahren, vor allem in Bezug auf die von ihnen verzehrten Nahrungsmittel.

Die Entstehung des tropischen Plantagensystems war eine weitere bedeutsame Auswirkung der europäischen Expansion. In der Karibik und in

Brasilien entstanden Zuckerrohrplantagen, auf denen anfangs indigene amerikanische Arbeitskräfte eingesetzt wurden, und als diese Krankheiten und Überarbeitung erlagen, schlossen importierte afrikanische Sklaven die Lücke. Der transatlantische Handel entwurzelte vom 16. bis zum 19. Jahrhundert letztlich mehr als zehn Millionen Menschen. Die Einführung hoch ertragreicher Anbaupflanzen aus Nord-, Mittel- und Südamerika ermöglichte es, Menschen in diesem Umfang aus Afrika abzuziehen, obwohl die gesteigerte Produktivität wenig dazu beitrug, die sozialen und wirtschaftlichen Erschütterungen zu lindern, die durch den Menschenhandel verursacht wurden. Die aus dem Plantagensystem stammenden Profite fielen natürlich den europäischen Kolonialmächten zu, als Zucker zu einer der ersten modernen globalen Handelswaren wurde. Zu Rum verarbeitet half er, den Kauf afrikanischer Sklaven zu finanzieren, und als Melasse gab er diesen Energie für ihre anstrengende Schwerarbeit auf den Plantagen. Stärker raffinierter Kristallzucker erlaubte zusammen mit Kaffee, Tee und Schokolade, die ebenfalls auf tropischen Plantagen erzeugt wurden, eine nie da gewesene Form des Massenkonsums in den Arbeiterschichten Europas. Der Ernährungswert dieser Waren war gering, aber sie stellten eine billige Energiequelle dar, die zur europäischen Industrialisierung beitrug.

Die frühe Neuzeit war auch eine Zeit politischer Konsolidierung, in der Könige und Kaiser versuchten, die Macht auf Kosten traditioneller Rivalen zu zentralisieren. Der Feudalismus hatte der europäischen Aristokratie große Autonomie verschafft, doch innenpolitische Konflikte zwischen Königen und Adeligen konnten in einer Zeit wachsender zwischenstaatlicher Rivalitäten, die mit den Religionskriegen im 16. Jahrhundert begannen und in den dynastischen Kämpfen des 18. Jahrhunderts gipfelten, schwer wiegende Konsequenzen nach sich ziehen. Da die Monarchen die absolute Macht beanspruchten, verlegten sich viele Adelige auf kulturelle Betätigungen, einschließlich Kochen, um sich auf diese Weise von den aufsteigenden Mittelschichten zu unterscheiden. Nichtsdestotrotz schritten solche politischen Entwicklungen ungleichmäßig voran; so erreichte im Frankreich und Russland des 18. Jahrhunderts der Absolutismus einen Höhepunkt, wohingegen die britischen Adeligen die Macht der Monarchie erfolgreich einschränkten. In Ostasien waren neue Dynastien ebenfalls bei der Zentralisierung der Herrschaft erfolgreich, obwohl die Osmanen im Mittleren Osten und die Moguln in Indien unter dem Einfluss der Zentrifugalkräfte an Macht verloren.

Selbst als die Monarchen allmählich den Triumph über ihre früheren Rivalen davontrugen, sahen sie sich neuen Herausforderungen durch die aufsteigenden Mittelschichten ausgesetzt. In Europa und Nord-, Mittel- und Südamerika erlaubte das Wachstum des Handelskapitalismus, einschließlich des Gewürz- und Zuckerhandels, den Kaufleuten und höheren Berufsständen die Anhäufung großer Vermögen. Da ihnen der Zugang zur höfischen Gesellschaft verwehrt war, suchten sie nach neuen Foren, um ihre kulturellen Leistungen zu demonstrieren und ihren politischen Bestrebungen Ausdruck zu verleihen. Kaffeehäuser wurden ein wichtiger öffentlicher Raum, in dem diese Mittelschichten demonstrierten, dass sie sich sowohl von der Aristokratie als auch von den Arbeiterschichten unterschieden. In Asien hingegen führte die Angst vor den nachteiligen Auswirkungen konzentrierten Reichtums zu strengeren Beschränkungen der politischen Aktivitäten der Kaufleute.

Sogar der Tradition besonders stark verhaftete Gesellschaften wurden durch das Bevölkerungswachstum und die wirtschaftliche Expansion zutiefst erschüttert. Ein Symptom dieses Wandels im 18. Jahrhundert war eine weltweite Welle von Hungerrevolten, obgleich die Verbreitung von Anbaupflanzen und landwirtschaftlichen Technologien für eine insgesamt größere Nahrungsmittelsicherheit sorgte. Die Reaktionen auf gesellschaftliche Verwerfungen waren sehr unterschiedlich. Chinas bürokratische, in den Lehren der konfuzianischen Verantwortung beschlagene Elite mobilisierte ungeheure Mittel, um eine rasch wachsende Bevölkerung zu ernähren. Staaten, denen es an einer starken Zentralgewalt mangelte, wie das Osmanische Reich, verfielen weiter. In Europa wurde das Dilemma der Versorgung der Stadtbewohner zum Kernproblem verschiedenartiger Annäherungen an die politische Moderne. Britische Eliten erwiesen sich als zutiefst überzeugt von der Fähigkeit des Marktes, Nahrung am effizientesten zu verteilen, und verfolgten deshalb selbst angesichts schrecklicher Hungersnöte eine Politik des *laissez-faire*. Die französischen Erfahrungen mit Hungerrevolten lehrten eine gänzlich andere Einstellung in Bezug auf die Balance zwischen öffentlichen und privaten Interessen, und diese konkurrierenden Deutungen trugen dazu bei, die Entwicklung des Industriekapitalismus zu formen.

1 Der Kolumbianische Austausch

Mit der Reise des Kolumbus 1492 auf der Suche nach einer Westpassage zu den Gewürzinseln setzte ein grundlegender Wandel in den Essgewohnheiten aller Menschen ein. Die unmittelbaren biologischen und umweltbezogenen Folgen des Kontaktes zwischen Europa und Nord-, Mittel- und Südamerika waren dramatisch. Den Krankheiten der Alten Welt ausgesetzt, wurden innerhalb von 100 Jahren mehr als 80 Prozent der Bevölkerung der Neuen Welt dahingerafft. Mit Hilfe dieser nicht beabsichtigten Kriegsführung durch Krankheitserreger unterjochten die spanischen Konquistadoren schnell die riesigen Reiche der Azteken, Maya und Inka. Europäische Pflanzen und Tiere gediehen auf den Feldern, die durch den demographischen Schwund nun frei wurden, und veränderten die Ökologie Amerikas, doch die Spanier erreichten ihr Ziel, koloniale Kopien ihrer Heimat zu errichten, nur zum Teil. Überlebende Einheimische heirateten europäische Kolonisten und afrikanische Sklaven, wodurch die Ethnien sich mischten. Hoch ertragreiche Feldfrüchte, die in der Neuen Welt zu Nutzpflanzen gemacht worden waren, bestanden nicht nur als wichtige Grundnahrungsmittel für Einheimische wie Neuankömmlinge fort, sondern wurden über den Atlantik in die Alte Welt gebracht, setzten dort eine demographische Revolution in Gang und halfen so mit, dem modernen Bevölkerungswachstum Bahn zu brechen.

Doch diese Veränderungen verliefen alles andere als einheitlich. Bauern in China, Afrika und dem Mittleren Osten begannen, die amerikanischen Hauptnahrungsmittel anzubauen, sobald sie im 16. Jahrhundert diese Länder erreichten, aber in Europa und Indien ignorierte man diese Anbaupflanzen jahrhundertelang weitgehend. Früchte und Gemüse verbreiteten sich ebenfalls sehr unterschiedlich, und die Europäer, die die neuen Handelsrouten nach Amerika erkundet hatten, übernahmen selbst als Letzte die Anbaupflanzen, die sie entdeckt hatten. Die umständlichen Routen, auf denen die neuen Pflanzen befördert wurden, führten auch zu weit verbreiteter Unsicherheit hinsichtlich ihrer eigentlichen Herkunft.

Ein Zusammenwirken materieller und kultureller Faktoren bestimmte die Akzeptanz der neuen Nahrungsmittel. Der Ökologie kam eine gewisse Rolle zu, denn die Pflanzen wuchsen am besten in einer Umgebung, die derjenigen ähnelte, in der sie zuerst kultiviert worden waren. Tropenfrüchte konnten keinen Frost vertragen, aber Unterschiede in Höhe und Mikroklima erlaubten ökologische Flexibilität. Produktivität und Kompatibilität mit bestehenden Fruchtfolgen waren ebenfalls für die Landwirte von Bedeutung, die den Anbau neuer Pflanzen erwogen. Auch die Köche hatten dabei ein Wort mitzureden, denn eine noch so ertragreiche unbekannte Pflanze würde kaum Anklang finden, wenn man sie nicht auf schmackhafte und ansprechende Weise zubereiten konnte. Obwohl der Kolumbianische Austausch ein weltweiter Prozess war, fielen die Entscheidungen, welche aus der Neuen Welt stammenden Pflanzen angebaut werden sollten, dennoch auf lokaler Ebene.

Mexiko

Das Fehlen domestizierter Tiere, mit Ausnahme von Truthähnen und kleinen Hunden, unterschied die Zivilisationen Mittelamerikas von anderen klassischen Reichen. Die amerikanischen Ureinwohner waren erfinderisch bei der Beschaffung von Eiweiß, aber blieben noch in überwältigendem Maße von ihrem Hauptgetreide, dem Mais, abhängig. Menschliche Arbeitskraft stellte die Hauptenergiequelle dar, da die Frauen den Mais von Hand mahlten und die Männer schwere Lasten auf dem Rücken beförderten. Die Einführung von Vieh durch die spanischen Konquistadoren hatte somit das Potential zur Verbesserung ihrer Lebensbedingungen, stellte aber auch große Umweltgefahren für die indigenen Bauern dar, die mit Weideherden nicht vertraut waren.

Der mittelamerikanische Mais stellte die Grundlage für eine im Wesentlichen vegetarische Ernährungsweise dar. Das Getreide lieferte Kohlehydrate und bis zu 80 Prozent der Gesamtkalorien, wohingegen Bohnen für ausreichend Eiweiß sorgten; komplementäre Aminosäuren erhöhten den Nährwert dieser beiden Grundnahrungsmittel, da sie bei gleichzeitigem Genuss von Mais und Bohnen ein vollständiges Protein bilden. Chilis, Kürbisse, Tomaten und Avocados steuerten Vitamine, Mineralstoffe und interessante Geschmacksrichtungen bei. Die amerikanischen Ureinwohner ergänzten diese vegetarische Kost, indem sie praktisch jedes ihnen verfügbare tierische Eiweiß aßen: Wild, Enten, Kaninchen, Meeresfrüchte und sogar Nagetiere, Insekten und Algen aus Seen.

Die einheimischen Techniken für die Zubereitung von Maistortillas waren ungemein arbeitsintensiv. Die mittelamerikanischen Frauen kochten die Körner zuerst bei geringer Hitze in einer Mineralienlösung, wodurch sich die unverdauliche Hülse löste und Niacin freigesetzt wurde, ein zur Prävention der Krankheit Pellagra notwendiges Vitamin. Dann zerrieben sie von Hand die nasse, *nixtamal* genannte Masse, während sie mühsam über einem Mahlstein knieten. Anschließend klopften die Frauen den glatten Teig zu dünnen, runden Tortillas und garten sie kurz auf einer Steingutplatte. Weil die Tortillas schnell altbacken wurden und *nixtamal* über Nacht fermentierte, mussten die Frauen Stunden vor Sonnenaufgang aufstehen, um für die Männer, die zur Arbeit aufs Feld gingen, zu kochen. Hebammen warnten neugeborene Mädchen: »Du wirst erschöpft sein, du wirst müde werden; du musst Wasser herbeiholen, Mais mahlen, dich abschinden.« Die Knechtung der Frau durch den Mahlstein regte in Mittelamerika zu einer besonders drückenden Form des Patriarchats an.

Aufgrund der begrenzten Ressourcen regelten soziale Hierarchien die Nahrungsverteilung. Gut ernährte Adelige in der klassischen Maya-Stadt Tikal (4.–8. Jahrhundert n. Chr.) waren etwa zehn Zentimeter größer als Nichtadelige. Eine schreckliche Hungersnot im Jahr eins des Kaninchens (1454), in der Frühphase der Expansion des Aztekenreiches, konzentrierte die Aufmerksamkeit auf die Nahrungsversorgung für die Inselhauptstadt Tenochtitlan. Damals benutzte Montezuma der Ältere Kanus zur Verteilung von Mais an Hungernde, und in späteren Jahren erinnerte das Große Fest der Herren, bei dem zeremonielle Gaben von Tamales (Maisklößen) aus Kanus heraus erfolgten, an diese Wohltätigkeit des Fürsten. Das Aztekenreich forderte von unterworfenen Völkern Tribut in Form von Nahrungsmitteln und anderen Gütern, insbesondere im Gebiet der fruchtbaren erhöhten Felder um den See Chalco-Xochimilco. Unter der Kriegerelite nahmen weltliche und religiöse Festmähler Wettstreitcharakter an, wobei jeder Gastgeber versuchte, die besten Chiligerichte, Tamales und die beste heiße Schokolade zu servieren. Spanische Konquistadoren sprachen mit Ehrfurcht von den Hunderten von üppigen Gerichten, die Montezuma dem Jüngeren (herrschte 1502–1520) täglich serviert wurden.

Nichtsdestotrotz war die kulinarische Begegnung zwischen Spaniern und amerikanischen Ureinwohnern von gegenseitigem Ekel gekennzeichnet. Montezumas Gesandte berichteten, das europäische Brot schmecke »wie getrocknete Maishalme«, während Bernard Díaz del Castillo über das »Elend der Maiskuchen« klagte, die während der Eroberung als Verpflegung dienten. Die indigene Bevölkerung zählte Schweinefett zu den von den Spaniern über sie gebrachten Qualen, und die Spanier wiederum ekelten sich, weil die Ureinwohner Nagetiere und Insekten verzehrten, die sie *animalitos* nannten. Katholische Missionare versuchten, dem Weizen zur Verbreitung zu verhelfen, um die Maisgötter durch die Heilige Eucharistie zu ersetzen, aber die Bauern fanden das europäische Getreide nicht ertragreich, im Anbau teuer und anfällig für Krankheiten, obwohl einige Ureinwohner mit Unternehmergeist es anbauten, um es auf den städtischen hispanischen Märkten zu verkaufen. Somit wurden Weizenbrot und Maistortillas zu Statuskennzeichen innerhalb der Rassenhierarchie, auch Kastensystem genannt.

Noch verheerender war die Einführung von europäischem Viehbestand, da Rinder und Schafe sich sehr stark vermehrten und die Landschaft regelrecht überrannten. Die Zunahme von Viehherden und der gleichzeitig verlaufende drastische Schwund der menschlichen Bevölkerung aufgrund von Krankheiten erweckten den Anschein, als fresse das Vieh die Ureinwohner auf. Im 16. Jahrhundert wurde Fleisch in Mexiko-Stadt ein paar Jahrzehnte lang zu Spottpreisen verkauft, aber durch unkontrolliertes Weiden überforderten die Pflanzenfresser bald die Belastbarkeit der Flächen, setzten den Boden der Erosion aus und machten ihn so ungeeignet für Ackerbau oder Weidewirtschaft. In nur wenigen Dekaden verwandelten Schafe das fruchtbare Mezquital-Tal in eine karge Wüste, und am Ende des Jahrhunderts war Fleisch auf kolonialen Märkten erneut knapp.

Trotz Landschaftszerstörung und Ekel hatte die kulinarische Verschmelzung in Mittelamerika bereits im 16. Jahrhundert begonnen. Obwohl die Ureinwohner den Mais als Grundnahrungsmittel beibehielten, lernten die Köchinnen bald Schweinefett in Tamales zu rühren und verliehen den Teigwaren so eine lockerere Konsistenz und einen intensiveren Geschmack. Spanische Siedler kamen in der Zwischenzeit auf den Geschmack von Bohnen und Chilischoten, auch wenn sie weiterhin hohe Preise für das vertraute Weizenbrot zahlten. Dieser Prozess der kulturellen Verschmelzung wiederholte sich auch in Südamerika.

Peru

Die Anden erheben sich wie ein gigantisches Terrassenfeld mit getrennten ökologischen Nischen, die eine Fülle verschiedener Nahrungsmittel bereitstellen. Reiche Fisch- und besonders Schellfischvorkommen ernährten bereits 2500 v. Chr. komplexe Gesellschaften im ansonsten wüstenartigen Klima an der Pazifikküste, wo starke Strömungen Nebel, aber keinen Regen bringen. Die Hänge zu den gemäßigten Hochlandtälern hinauf wuchs der mittelamerikanische Mais in Koexistenz mit dem Getreide der Anden, Quinoa. Weiter oben, in der kalten regnerischen Zone über der Baumgrenze, waren die dort angesiedelten Menschen auf Kartoffeln und andere Wurzelpflanzen wie *oca* und *ulloco* angewiesen. Auf den höchsten Anhöhen grasten Lamas, eine domestizierte Kamelart, die man nutzte, um Handelsgüter über die Berge zu transportieren, wie auch die kleineren Alpakas, die feine Wolle lieferten. Kokablätter wurden auf den Osthängen angebaut und von den Hochlandbewohnern als stimulierendes Mittel gekaut. Der Austausch von Nahrungsmitteln und anderen Gütern zwischen so unterschiedlichen Klimaregionen machte einen zentralen Aspekt der Ernährungsweise und des Lebens der Andenvölker aus.

Um Nahrungsmittel über so große Entfernungen zu transportieren, ohne dass sie verdarben, vertraute die Küche der Anden in hohem Maße auf Konservierungsmethoden. Die Hochlandbauern setzten etwa Kartoffeln Frost und Sonne aus und machten sie so zu gefriergetrockneten *chuño*. Hirten trockneten Lamafleisch zu *charqui* und kochten Blut zu einer europäischen Blutwürsten ähnlichen Masse. Unterdessen gelangte eingesalzener und sonnengetrockneter Fisch von den tief gelegenen Küstenregionen ins Hochland. Meerschweinchen, eine weitere wichtige Quelle für tierisches Eiweiß, vermehrten sich so schnell, dass sich Konservierung erübrigte; sie wurden einfach gekocht oder gebraten. In den Anden kochten und rösteten die Frauen ebenfalls Mais. Da sie nicht täglich mühsam Mais mahlen mussten, arbeiteten die Frauen als Hirtinnen und Bäuerinnen, bauten Kartoffeln an und ernteten sie, während die Männer den Boden mit Fußpflügen umgruben. Die Frauen genossen aus diesem Grund hier größere soziale Gleichheit als in Mexiko.

Das Inkareich (1438–1532) baute eine hochproduktive Wirtschaft auf den in den Anden verbreiteten Traditionen der Gegenseitigkeit auf, wonach die Führer die Arbeit organisierten und den Wohlstand zum Nutzen der ganzen Gemeinschaft umverteilten. Nachdem sie ein riesiges Reich erobert hatten, das sich über 3 000 Kilometer vom heutigen Ecuador bis nach Chile erstreckte, strukturierten die Inka diese Gesellschaften zu höchster Effizienz um, indem sie beispielsweise ganze Hochlanddörfer auf niedrigere Höhen umsiedelten, um die Maisproduktion zu steigern. Die Inka entwurzelten nicht nur Gemeinschaften, sondern verteilten sie auch auf ganz unterschiedlichen Höhen über die Anden und schufen auf diese Weise soziale »Inseln«, bekannt als *ayllu*, in denen eine Sippe auf unterschiedlichen Höhen lebte. Ihre Mitglieder brachten jeweils Fisch und Meeresfrüchte, Mais, Kartoffeln oder Koka zum Tauschhandel innerhalb dieser geographisch verstreut lebenden Familien ein. Den *ayllus* oblag auch die Verantwortung für die Erfüllung des Tributs in Form von Arbeit, etwa Lamas zu hüten und Nahrungsmittel, Kleidung und andere Waren für die Regierung des Reiches zu produzieren. Die Inka unterhielten riesige Getreidespeicher, sowohl als militärische Depots wie auch als Verteilungszentren, und führten über die Nahrungsvorräte sorgfältig Buch mit Hilfe von *quipus*, der einheimischen Form von Bilanzen, die Zahlen durch ein System von auf Fäden aneinandergereihten Knoten wiedergaben. Lokale Adelige, *kurakas* genannt, dienten als Vermittler zwischen dem Staat und dem Volk, indem sie Tributpflichten zuwiesen und Nahrung verteilten. Trotz des Gleichheitsideals aßen die Adeligen viel mehr Fleisch als die Nicht-Adeligen. Frühen Chroniken zufolge befahl Topa Inka (herrschte 1471–1493) sogar den Läufern, »frischen Fisch vom Meer« herbeizutragen, »und da es 70 oder 80 Leguas (ca. 300 bis 350 Kilometer) von der Küste bis Cusco waren ... wurden sie lebend und zappelnd herbeigeschafft.«

Die von Krankheit und Brutalität geprägte Eroberung Perus war ebenso verheerend wie jene Mexikos, aber frühere Weideerfahrung half die Umweltfolgen des Kolumbianischen Austausches zu lindern. Die habgierigen Spanier plünderten systematisch die Lagerhäuser der Inka, rafften jeden Schatz an sich und verkauften die Nahrungsmittel. Im Herbst 1539, weniger als ein Jahrzehnt nach Ankunft der Spanier, hungerten die Menschen in Cusco trotz des schnellen Bevölkerungsrückgangs. Eine Tierseuche dezimierte überdies die Lamas, obwohl diese Krankheit eher einheimischen Ursprungs war als durch einen aus Europa eingeschleppten Erreger verursacht. Inka-Hirten hatten sorgsam alle mit *caracha* infizierten Tiere ausgesondert, aber nach dem Zusammenbruch der indigenen Verwaltung verbreitete sich diese Tierkrankheit über ganze Herden und tötete zwei Drittel der heimischen Kameltiere. Die Konquistadoren befahlen den Anden-Hirten, stattdessen für Rinder und Schafe zu sorgen, eine Politik, die zumindest half, die Bauern zu schützen. Nichtsdestotrotz ließen Spanier oft absichtlich Vieh frei laufen, damit es die Felder und Bewässerungsanlagen der indigenen Bevölkerung beschädigte und die Spanier das Land für ihre Zwecke reklamieren konnten, um vor allem Weizen und Zuckerrohr anzubauen.

Die Entwicklung der Ernährungsgewohnheiten in Mexiko und Peru in der Zeit nach der spanischen Eroberung bietet Möglichkeiten für eine interessante Vergleichsstudie in Sachen kultureller Anpassung. Beide Kolonien wurden zu produktiven Zentren im Sinne der europäischen Landwirtschaft, mit mannigfaltigen ökologischen Nischen, in denen Weizen, Zuckerrohr und Vieh gediehen. Dennoch waren zwei andere Hauptstützen der mediterranen Ernährung, Olivenöl und Wein, in Peru, nicht aber in Mexiko ertragreich. Günstige Klimabedingungen gab es in beiden Regionen, auch wenn unvorsehbare Fröste frühe Versuche der Weinerzeugung in Mexiko durchkreuzten. Und auch die spanische Handelspolitik erklärt nicht die Unterschiede, weil Dekrete zur Errichtung von spanischen Monopolen für diese Produkte erst ergingen, nachdem sich regionale Landwirtschaftsstrukturen verfestigt hatten. Vielleicht bevorzugten die Kolonisten in Mexiko einfach den Geschmack von Ersatzstoffen – Schweinefett und heiße Schokolade – zusammen mit Chilis und Bohnen. Indigene Adelige in beiden Kolonien machten ihren Status geltend, indem sie europäische Nahrungsmittel übernahmen, aber die Nicht-Adeligen zogen ihre gewohnten Grundnahrungsmittel, Mais und Kartoffeln, vor und übernahmen Importe nur als Beigabe zu ihrer Ernährungsweise; beispielsweise wurde *anticuchos* (gegrilltes Rinderherz) ein Straßengericht der indigenen Peruaner in städtischen Gebieten. In der Zwischenzeit hatten die amerikanischen Anbaupflanzen begonnen, die Alte Welt zu verändern.

Rückfracht in die Alte Welt

In Amerika traf Kolumbus auf Nahrungsmittel, die letztlich weit größeren Nutzen abwarfen als die asiatischen Gewürze, nach denen er ursprünglich getrachtet hatte, aber die Europäer erwiesen sich als merkwürdig langsam in der Verwertung dieser neuen kulinarischen Schätze. Anstatt auf iberischen Feldern Wurzeln zu schlagen, gelangten diese Pflanzen durch spanische und portugiesische Kaufleute in den Mittleren Osten, nach Afrika und Asien. Die europäische Akzeptanz gewannen sie erst Hunderte von Jahren später. Eine Reihe von Faktoren war mitbestimmend für die Verbreitung dieser neuen Kulturpflanzen, etwa ihr Ertrag oder wie gut sie in bestehende Landwirtschaftssysteme passten, ihre mühelose Zubereitung und Anpassungsfähigkeit an kulinarische Systeme sowie die kulturellen Assoziationen, die sie hervorriefen.

Mais, die vielseitigste und ertragreichste der in Amerika entwickelten Kulturpflanzen, veranschaulicht die Ambivalenz in der Übernahme der neuen Anbaupflanzen. Kolumbus brachte ihn 1493 nach Spanien mit, aber da dem Mais das Gluten fehlt, das man für die Herstellung von Brot mit Gärstoffen braucht, wurde er als Brei zubereitet und bestenfalls als Notnahrung angesehen. John Gerard beschrieb ihn 1597 als »eine Nahrung, die sich eher für Schweine als für Menschen eignet«. Im Gegensatz dazu verbreitete sich das amerikanische Getreide rasch im Mittleren Osten, wo Brei kein so geringes Ansehen genoss. Als der Mais um 1520 in den Libanon und nach Syrien gelangte, trug er zum Bevölkerungswachstum unter dem osmanischen Herrscher Süleyman dem Prächtigen (herrschte 1520–1566) bei. Deshalb nannten viele Europäer Mais das »türkische« Getreide, während es in Indien als »Mekka«-Getreide bekannt war. Die Portugiesen brachten den Mais nach Westafrika, wo er den Ertrag von Hirse und Sorghum übertraf, obwohl Sorghum noch widerstandsfähiger gegen Dürre war. Von Nordindien verbreitete sich der Mais im 17. Jahrhundert in den chinesischen Binnenprovinzen Yunnan und Sichuan. Die arbeitsintensive *nixtamal*-Zubereitung blieb jedoch auf Mittelamerika begrenzt; die Köche der Alten Welt bereiteten die neue Kulturpflanze mit Hilfe ihnen bekannter Methoden zu, entweder rösteten sie den Maiskolben wie ein Gemüse oder mahlten ihn zu Mehl für Brei oder, in China, für Nudeln.

Chilischoten verbreiteten sich ebenfalls ungemein schnell dort, wo man bereits großzügig Gewürze einsetzte. Obwohl die Kolonisten in Neuspanien schnell auf den Geschmack der von einheimischen Köchen zubereiteten Chilisaucen kamen, zögerten die an pulverisierten Zimt, Muskat und Pfeffer gewöhnten Westeuropäer, die scharfe Pflanze zu berühren, die sowohl an den Händen wie auch im Mund brannte. Die Hauptschleuse für die Invasion von Chili in die Alte Welt war deshalb Indien, wo Chili von portugiesischen Händlern eingeführt wurde und wo er ganz natürlich zu den aus vielerlei Bestandteilen zusammengesetzten Gewürzmischungen passte, die als Pasten zubereitet und von Europäern mit dem Oberbegriff

»Curry« bezeichnet wurden. Regionen unter dem kulturellen Einfluss Indiens wie Thailand übernahmen schnell die neuen Gewürze, und diese wurden auch auf dem Landweg auf der Seidenstraße nach Sichuan und Yunnan gebracht, also in chinesische Regionen, die heute für ihre scharfen Gerichte bekannt sind, wie auch in die Türkei und von da nach Ungarn, wo die Leute nach Chilipulver, Paprika, süchtig wurden. Chilischoten verbreiteten sich überdies in weiten Teilen Afrikas als Ergänzung zu den Gewürzen, die durch den Handel über den Indischen Ozean dorthin gelangten.

Die sozialen Bedingungen beeinflussten die Verbreitung der amerikanischen Anbaupflanzen, wie sich beim Vergleich der Erfahrungen Chinas und Indiens erkennen lässt. Trotz intensiver Landwirtschaft hatte die chinesische Bevölkerung in den letzten Jahren der Ming-Dynastie (1368–1644) ihre ökologischen Grenzen erreicht. Als Hungersnöte hereinbrachen, übernahmen hungernde Bauern begierig amerikanische Nahrungsmittel, insbesondere die Süßkartoffel, die mehrfache Ernten bei größerer Kalorienausbeute als sogar der Reis bot, keine mühselige Verpflanzung und Halmpflege benötigte und auf Land angebaut werden konnte, dessen Bebauung sich gerade noch lohnte. Die Süßkartoffel wurde, ob gebacken, gekocht, als Püree oder für Nudeln und Brei zu Mehl gemahlen, zu einem festen Bestandteil praktisch jeder Mahlzeit in Südchina. Mais und Erdnüsse ergänzten ebenfalls bereits bestehende Fruchtfolgen und vervielfachten die landwirtschaftliche Produktivität. In Indien hingegen regierten die Moguln eine mobilere Gesellschaft mit viel Land und einem vergleichsweise geringen Bevölkerungswachstum. Bauern hatten somit wenig Anreize zur Intensivierung der Produktion und ignorierten bis zum 19. Jahrhundert weitgehend die amerikanischen Grundnahrungsmittel Mais und Kartoffeln.

Die europäische Abneigung, amerikanische Feldfrüchte zu übernehmen, erscheint dann sinnvoll, wenn man sie in einer weiteren Perspektive betrachtet. Wiederkehrende Pestausbrüche ließen Raum für Bevölkerungswachstum, bis Hungersnöte die Nordeuropäer zur Übernahme der Kartoffel trieben, was in Irland im 17. Jahrhundert begann und sich dann im 18. und 19. Jahrhundert nach Osten durch Frankreich, Deutschland und Russland fortsetzte. Mais wurde in Südeuropa ebenfalls zu einem Grundnahrungsmittel, ohne jedoch seine anfängliche Assoziation als Tierfutter zu verlieren. Selbst die Tomate, die um 1550 nach Neapel gekommen war, fand erst gegen Ende des 17. Jahrhunderts in italienischen Kochbüchern Erwähnung, obwohl Bauern sie zweifellos schon früher verzehrt hatten. Somit dauerte das Zögern, mit dem die Europäer im Mittelalter muslimische Anbaufrüchte übernommen hatten, fort und blieb auch in der frühen Neuzeit für die Verbreitung von amerikanischen Nahrungsmitteln bestimmend.

Schlussfolgerung

Religiöse Gebote trieben die Expansion des Azteken- wie des Inkareiches voran, aber das allgemeine Prinzip der Wechselseitigkeit nahm in Mittel- und Südamerika unterschiedliche Formen an. Die Inka betonten, wie die Chinesen, die Verteilung von Nahrungsmitteln sei wichtig für eine gute Regierung, während das aztekische Abgabensystem, abgesehen von den Opfern für die Maisgötter, die primäre Funktion hatte, wie im Römischen Reich die Hauptstadt mit Nahrung zu versorgen. Allein anhand der materiellen Gründe lassen sich diese Unterschiede kaum begründen, aber die arbeitsintensive Herstellung von Maistortillas hilft, das größere Ungleichgewicht in der Geschlechterbeziehung in Mittelamerika zu erklären.

Ein umfassender Blick auf materielle und kulturelle Faktoren ist auch unabdingbar, um den ungleichen Charakter des Kolumbianischen Austausches zu erklären. Demographischer Druck förderte die Übernahme neuer Anbaupflanzen in Europa und Asien, während Bevölkerungsrückgang zur Vermehrung des Viehbestands in ganz Amerika beitrug. Landaufteilung und landwirtschaftliche Systeme beeinflussten ebenfalls die Auswahl neuer Anbaupflanzen. Die amerikanischen Ureinwohner bauten Weizen aufgrund der Kosten für schwere Pflüge, Mühlen und Öfen nur unter spanischem Zwang an. Ekel und Furcht verzögerten die Verbreitung von Tomaten und Kartoffeln, die man in Europa für potenziell gefährlich hielt.

Obwohl Saaten ohne menschliches Zutun über große Entfernungen ihren Weg fanden, spielten landwirtschaftliches und kulinarisches Wissen beim Kolumbianischen Austausch zwischen der Neuen und der Alten Welt eine wichtige Rolle. Weil die indigenen amerikanischen Frauen mit ihrer Kenntnis des *nixtamal* nicht in die Alte Welt reisten, waren die Bevölkerungen, die Mais als Hauptgetreideart übernahmen, anfällig für die durch Mangelernährung verursachte Krankheit Pellagra. Die begrenzte Migration nach Europa in der frühen Neuzeit verlangsamte möglicherweise die Verbreitung von Anbaupflanzen; tatsächlich dauerte es Hunderte von

Jahren, bis amerikanische Kulturpflanzen ihre volle demographische Wirkung erreichten. Bis dahin hatten die Europäer neue Produktions- und Handelssysteme mit tiefgreifenden historischen Konsequenzen entwickelt.

Weiterführende Literatur

Dieses Kapitel verdankt seine Inspiration Alfred W. Crosby, Jr., The Columbian Exchange: Biological and Cultural Consequences of 1492, Westport 1972.
Siehe auch: Sophie Coe, America's First Cuisines, Austin 1994.
John C. Super, Food, Conquest, and Colonization in Sixteenth-Century Spanish America, Albuquerque 1988.
Elinor G. K. Melville, A Plague of Sheep: Environmental Consequences of the Conquest of Mexico, Cambridge 1997.

Zur Verbreitung amerikanischer Nahrungsmittel:
William Langer, American Foods and Europe's Population Growth, 1750–1850, in: Journal of Social History 8 (2) (Winter 1975), S. 51–66.
Nelson Foster / Linda Cordell (Hg.), Chiles to Chocolate: Food the Americas Gave the World, Tucson 1992.
Sucheta Mazumdar, The Impact of New World Food Crops on the Diet and Economy of China and India, 1600–1900, in: Raymond Grew (Hg.), Food in Global History, Boulder 1999.
Arturo Warman, Corn and Capitalism: How a Botanical Bastard Grew to Global Dominance, Chapel Hill 2003.

2 Zucker, Gewürze und Blut

Gewürze spielten eine wichtige Rolle in den Küchen der europäischen Adeligen im Spätmittelalter, und Kochbücher dieser Epoche gaben Mengen an Pfeffer, Nelke und Muskat an, die den heutigen Leser sehr merkwürdig anmuten. Wenngleich mancher meinen könnte, das Fleisch müsse so verdorben gewesen sein, dass es solch unmäßiger Geschmackszusatzstoffe bedurfte, wurden Gewürze tatsächlich wegen ihres gesellschaftlichen Ansehens als kostspielige Importware verwendet sowie aus gesundheitlichen Gründen, um »heiße« und »kalte« Nahrungsmittel gemäß der Säftelehre ins Gleichgewicht zu bringen. Ungeachtet seiner Entstehungsgründe war der Gewürzhandel jedenfalls der Anlass, weshalb Seeleute auf die Suche nach einem Seeweg nach Indien geschickt wurden, was einen Prozess der kolonialen Expansion in Gang setzte, der in der europäischen Hegemonie über den Großteil der Welt gipfelte. Die Vorliebe für Gewürze erwies sich ironischerweise als kurzlebig, denn sie nahm im 17. Jahrhundert ab, aber die Überseereiche lieferten auch neue Nahrungsmittel, nach denen die Nachfrage sogar noch größer war. Vor allem Zucker wurde zentraler Bestandteil der modernen Ernährungsweise, aber auch die Ursache für das Elend von Millionen afrikanischer Sklaven, die nach Nord-, Mittel- und Südamerika geschafft wurden, wo sie auf den tropischen Plantagen arbeiteten und starben.

Zucker und Gewürze trieben nicht nur die europäische koloniale Offensive voran, sie trugen auch zur Entstehung des modernen Kapitalismus bei. Obwohl Historiker die Anfänge dieses modernen Wirtschaftssystems oft im England des 19. Jahrhunderts festmachen, war die Industrialisierung von komplizierten Finanzmärkten abhängig, die durch frühere geschäftliche Unternehmungen entstanden. Oft als eine multinationale Gesellschaft mit einem Verkaufsbüro in Europa beschrieben, beherrschte die Vereinigte Ostindische Kompanie (*Vereenigde Oostindische Compagnie*, VOC) den Gewürzhandel. Selbst die produktionstechnischen Strukturen des industriellen Kapitalismus hatten Parallelen in den Zuckerrohrplantagen des 17. Jahrhunderts, die wahre »Fabriken auf den Feldern« darstellten, mit mechanisierter Produktion und straff organisierten Arbeitskräften, wenngleich sie Zwangsarbeiter anstatt freier Arbeitskräfte einsetzten. Die Entstehung von neuen Handelsrouten und Plantagensystemen verursachte auch eine grundlegende Verschiebung des wirtschaftlichen Machtgleichgewichts und ließ so ein neues atlantisches System als Dreh- und Angelpunkt des globalen Austausches entstehen. Bis 1500 hatte Europa im Handel über den Indischen Ozean nur eine Nebenrolle eingenommen und lediglich eine geringe Menge Gewürze erhalten. Maritime Imperien verschafften europäischen Mächten eine direkte Kontrolle über die Reichtümer des Ostens, während der Sklavenhandel durch erzwungene Migration und Handelsaustausch Afrika und Amerika mit Europa verband.

Obwohl europäische Reiche dieses System im Großen und Ganzen kontrollierten, fanden muslimische Kaufleute und afrikanische Sklaven nichtsdestotrotz Raum zur Bewahrung ihrer Autonomie. Asiaten hielten aus kommerziellen und kulinarischen Gründen hartnäckig an einem Teil des Gewürzhandels fest. Darüber hinaus verpflanzten Afrikaner viele Aspekte ihrer traditionellen Kulturen nach Nord- und Lateinamerika, auch ihre mannigfaltigen Kochgewohnheiten.

Die kulinarische Vielfalt Afrikas

Die afrikanische Bevölkerung südlich der Sahara überwand ungeheure ökologische Hürden, um landwirtschaftliche Überschüsse anzuhäufen und große Zivilisationen aufzubauen. Wetterbedingungen machten den Bauern mit wiederkehrenden Dürren in der Savanne und übermäßigen Regenfällen in den tropischen Regenwäldern zu schaffen. Die Rodung des Bodens für die Anpflanzung verursachte rasch voranschreitende Erosion und schuf auch Brutstätten für die Anophelesmücke, die Überträgerin der Malaria. Überdies verbreitete die Tsetsefliege die Schlafkrankheit bei Mensch und Vieh, was die Viehwirtschaft in einer ausgedehnten Zone um den Äquator schwierig gestaltete. Sogar Salz war kostbar und wurde im Transsahara-Handel manchmal zum Gegenwert von Gold eingetauscht. Doch die unsichere Nahrungsmittelversorgung schweißte die Menschen zusammen. Migration verband unterschiedliche ethnische Gruppen und förderte die Kooperation zwischen Ackerbauern und Hirten, während die landwirtschaftliche Arbeit Frauen und sogar Sklaven innerhalb der Familie einen gewissen Status verlieh.

In der nachklassischen Ära hatte die Verbreitung von Nahrungsmitteln über verschiedene Klimazonen hinweg eine Vielfalt miteinander verwandter, doch unterschiedlicher Regionalküchen hervorgebracht. Der zwischen der Sahara und dem äquatorialen Regenwald gelegene Sudan war Schauplatz der Domestizierung vieler wichtiger Pflanzen. Westafrikanische Reisarten brachten dank der entlang der Flüsse Niger und Senegal erbauten komplizierten Erdwälle Mehrfachernten hervor. Ein Yams-Gürtel erstreckte sich über die bewaldete Savanne von der heutigen Elfenbeinküste bis nach Kamerun, über ein Gebiet also, das auch für Ölpalmen geeignet war. Weiter im Norden, in den die Sahara flankierenden Graslandschaften, bauten die Bauern Hirse und Sorghum an. Augenbohnen, Erdbohnen, Okras, Blattgemüse und die Früchte des Affenbrotbaums ergänzten die Kost in all diesen Regionen. In den kühlen Hochlandgebieten Äthiopiens wuchsen das indigene *teff* (eine Getreideart, die zu dem breiten Fladenbrot *ingera* verarbeitet wurde), Sesam und Kaffee neben Weizen, Gerste und Kichererbsen, die über das Rote Meer nach Afrika gelangten.

Die Bantu und andere Nomadenvölker verbreiteten sowohl afrikanische Arten als auch eingeführte Kulturpflanzen im gesamten südlichen Raum des Kontinents. Die reichen natürlichen Ressourcen der Region der Großen Seen zogen zahlreiche Völker an, die sich mit dem Anbau von Yams, der Rinderzucht und dem Fischfang auskannten; das Verschmelzen dieser Traditionen durch Handel, Heirat und gemeinsame Jagdfeste schuf eine ausgeprägte kulturelle Synthese. Bananen, die von Asien nach Afrika gelangten, erwiesen sich als ideal für den äquatorialen Regenwald, lieferten den zehnfachen Kalorienertrag von Yams und benötigten viel weniger gerodetes Land, wodurch die Ausbreitung der Malaria eingedämmt wurde. Das sich daraus ergebende Bevölkerungswachstum revolutionierte die Gesellschaft im Kongo und führte im 14. Jahrhundert zur Entstehung von Königreichen. Handelsstädte an der Swahiliküste importierten Gewürze und Weizen zur Herstellung von Curry und *chapati*-Brot, aber auch chinesisches Porzellan im Tausch gegen Sklaven, Gold und Elfenbein.

Viehzucht trug wesentlich zur afrikanischen Ernährung bei, und Züchtungen wie zwergwüchsige Kurzhornrinder waren besonders gut an das tropische Klima angepasst. Weidewirtschaft betreibende Hirten lebten oft in einer symbiotischen Beziehung mit sesshafteren Menschen zusammen, tauschten Fleisch und Milchprodukte gegen angebaute Nahrungsmittel ein und hüteten sogar manchmal das Vieh für Ackerbauern. Die Fulani in Westafrika praktizierten eine Form der Herdenwanderung, und während der Trockenzeit, wenn die Gefahr durch Tsetsefliegen gering war, trieben sie die Rinder von der Savanne hinunter in die Reisfelder der Mande-Region und sorgten so für den Dünger für die nächste Ernte. Auch bei vielen Ackerbaugesellschaften wurde die Herdenhaltung zum lukrativen Erwerbszweig der Männer, und Rinder verliehen Sozialprestige.

Das gesellschaftliche Ansehen der Frauen beruhte auf der Feldbestellung und der Nahrungszubereitung. Afrikanische Landwirtschaft wurde mit der Hacke statt dem Pflug betrieben, der dem empfindlichen Boden schadete. Mit Hilfe der grundlegenden Küchenutensilien Mörser und Stößel konnten die Frauen Reis und Getreide mahlen, Yams zerstoßen und würzige Zutaten zubereiten. Die Köchinnen bauten sich den aus drei Steinen beste-henden typischen Herd, kochten dann Brei und bereiteten Appetithappen wie Erdbohnen und Okrasuppen oder mit Palmöl und Malaguettapfeffer gewürztes Blattgemüse zu. Fermentierte alkoholische Getränke verschafften den Frauen oft ein eigenes Einkommen. Diese Getränke variierten regional vom Hirsebier in der Savanne und dem süßen Palmwein in Waldlandgebieten bis hin zu äthiopischem Honigwein und Bananenbier im Regenwald. Frauen beteiligten sich sogar an den angeblich männlichen Jagd- und Hirtentätigkeiten, indem sie Kleintiere in Fallen fingen, Kühe molken und anderes Vieh hüteten.

Die Notwendigkeit, den Lebensunterhalt zu sichern, veranlasste lokale Eliten dazu, strenge Kontrolle über die Lebensmittelversorgung auszuüben. Karawanen trieben Fernhandel mit den Grundgetreidearten, getrocknetem Fisch und Fleisch sowie Kolanüssen, die man kaute, um den Durst zu löschen und den Hunger zu stillen. Dennoch bestellten sogar die Einwohner so großer Städten wie Djenne und Mombasa nahe gelegene Felder für den Eigenbedarf, und Händler in der Stadt spezialisierten sich oft auf den Verkauf zubereiteter Nahrungsmittel an durchreisende Kaufleute. Dorfoberhäupter erlangten ihre Stellung durch Verteilung von Essen bei regelmäßigen Festen, das gewissenhaft von ihren Ehefrauen zubereitet wurde. Auch Sklaven trugen zur landwirtschaftlichen Arbeit bei und wurden als wertvolle Mitglieder des größeren Familienverbandes betrachtet, wenn auch von geringerem Status. Vom 15. Jahrhundert an wurden diese sozialen und politischen Verhältnisse dadurch bedroht, dass die portugiesischen Kaufleute, die auf der Suche nach einem Seeweg in den Orient um die afrikanische Küste segelten, nun am Sklavenhandel teilnahmen.

Gewürzkriege

Obwohl der Gewürzhandel dank der geographischen Gegebenheiten über ein natürliches Monopol verfügte, war er lange Zeit zwischen verschiedenen, vorwiegend muslimischen Kaufleuten aufgeteilt gewesen, die sich den Gewinn in relativem Frieden teilten, sieht man einmal von der Gefahr durch Piraten ab. Die drei Grundgewürze – Nelken, Muskat und Muskatblüte – wurden lediglich in einigen wenigen winzigen Gebieten auf den Molukken und den Banda-Inseln nördlich Australiens angebaut. Javanische Seeleute brachten sie bis nach Malakka auf der Malaiischen Halbinsel, wo sie während der Monsunmonate auf die Umladung nach Südindien warteten. Dort ergänzten sie Ladungen von Pfeffer, Zimt, Kurkuma, Kardamom und getrocknetem Ingwer sowie Galangal, die für die Swahiliküste, den Persischen Golf und das Rote Meer bestimmt waren. Nur ein kleiner Teil der Ernte gelangte auf dem Landweg nach Kairo und Beirut, von wo italienische und katalanische Kaufleute die Gewürze nach Europa schafften. Aber das Auftauchen portugiesischer Schiffe im Indischen Ozean ließ jahrhundertelange Kriege um die Kontrolle des lukrativen Handels beginnen.

Asiatische Gewürze waren seit der Römerzeit in Europa hoch geschätzt, aber der Konsum stieg im 14. Jahrhundert drastisch an. Ob nun durch die muslimische Küche angeregt oder ein Wiederaufblühen früherer Gewohnheiten, stark gewürzte Gerichte dominierten die Tafeln der Adeligen und zunehmend auch der Mittelschichten in Italien und dem westlichen Mittelmeerraum. Doch die wachsende Nachfrage fiel mit einer Angebotsverknappung zusammen, da die ägyptischen Mamelucken und die osmanischen Türken, die an die Stelle des Byzantinischen Reiches getreten waren, hohe Zölle auf den für die Christenheit bestimmten Handel erhoben.

Als Reaktion auf die Marktzwänge erkundeten die Portugiesen die afrikanische Küste auf der Suche nach einem Seeweg nach Indien. Die Seeleute bauten einen lukrativen Handel mit Goldstaub, Malaguettapfeffer, Elfenbein und Sklaven auf, noch bevor Bartolomeu Diaz im Jahre 1488 das Kap der Guten Hoffnung umrundete. Aber als sie Indien erreichten, stießen sie auf geringes Interesse an europäischen Waren; ihr einziger größerer Vorteil lag im Gebrauch des Schießpulvers. Von strategischen Stützpunkten in Goa, Hormuz und Malakka aus überfielen portugiesische Karavellen muslimische Schiffe und rissen bis etwa 1530 den Großteil des Gewürzhandels an sich. Die Neulinge gingen auch direkt an die Produktionsquelle und nutzten die Rivalitäten zwischen den Sultanen von Tidore und Ternate aus, um günstige Preise für Gewürznelken herauszuschlagen. Dennoch reichte ihre Präsenz auf dem Meer niemals aus, um das vollständige Monopol über den Handel zu gewinnen, und muslimische Kaufleute leiteten den Handel geschickt um. Im Jahre 1570 untergrub eine Revolte der Gewürznelkenanbauer die portugiesische Machtstellung weiter.

An der Wende zum 17. Jahrhundert fühlten sich Freibeuter aus Malaya, Java, Spanien, England und Holland durch die schwindende portugiesische Macht ermuntert, um einen Anteil am Handel zu kämpfen, der mit der Schließung von Häfen im Mittleren Osten noch lukrativer geworden war. Die VOC (1602 gegründet) baute schließlich ein strenges Monopol über die Gewürzproduktion auf. Im Jahre 1621 ging Gouverneur Jan Pieterszoon Coen rigide vor, um jedwedem Widerstand der Einheimischen vorzubeugen, indem er die Gesamtbevölkerung der Banda-Inseln tötete, versklavte oder von der Außenwelt abschnitt. Die Kompanie importierte javanische Sklaven zur Produktion von Muskat und Muskatblüte, beides Erzeugnisse derselben Pflanze. Holländische Soldaten und Sträflinge ließen sich auf den Inseln als Aufseher nieder. Die Einwohner von Ternate und Tidore hatten vergleichsweise Glück – sie verarmten, blieben aber am Leben –, weil die Holländer sich entschieden, die Nelkenbäume in ihrer angestammten Umgebung auszurotten und sie stattdessen auf den Lease-Inseln, westlich der Banda-Inseln, anzupflanzen, um die Produktion zu zentralisieren. Um das Monopol aufrechtzuerhalten, entsandte die Kompanie Expeditionen (*hongitochten*) über den ganzen Archipel, um nicht genehmigte Gewürzbäume zu zerstören.

Die Holländer wehrten im ganzen 17. Jahrhundert Rivalen ab, während sich die Marktbedingungen allmählich verschlechterten. Anders als die Hauptgewürze wuchsen Pfefferpflanzen in ganz Indien und Südostasien, was ein vollständiges Monopol unmöglich machte. Die VOC manipulierte deshalb die europäischen Märkte, indem sie sie leicht überversorgt hielt, um weniger effiziente englische und französische Kaufleute abzuschrecken. Die Holländer dominierten schließlich den Schiffstransport innerhalb Asiens, wodurch die Kompanie Dividenden von 20 bis 40 Prozent auszahlen konnte. Doch die militärischen Kosten der Hegemonie erwiesen sich als hoch, vor allem während der Englisch-Holländischen Kriege in der Mitte des Jahrhunderts. Überdies war der europäische Hunger nach Gewürzen allmählich gesättigt. Die portugiesischen und holländischen Handelsimperien hatten Gewürze breiteren Kreisen der europäischen Gesellschaft zugänglich gemacht und so ihrem gesellschaftlichen Prestige geschadet. Obwohl sich in Russland und Polen neue Märkte eröffneten, hatte ein grundlegender Wandel des Verbrauchergeschmacks weg von stark gewürzten Speisen und hin zu neuen und süßeren Genussmitteln eingesetzt.

Zucker und Sklaven

Zucker hatte im Gewürzkasten des mittelalterlichen Europa einen untergeordneten Platz eingenommen, er wurde sparsam als Ergänzung anderer Geschmacksrichtungen eingesetzt, und nicht in großen Mengen, um einen deutlich süßen Geschmack zu verleihen. Die Zuckervorräte waren relativ reichlich, weil die Muslime das Zuckerrohr in den Mittelmeerraum gebracht hatten. Nach 1492 breitete sich das Plantagensystem zunehmend in Nord-, Mittel- und Südamerika aus, von der Antilleninsel Hispaniola im 16. Jahrhundert über Brasilien im 17. Jahrhundert und die britische und französische Karibik im 18. Jahrhundert. Europäische Verbraucher entwickelten einen unersättlichen Appetit auf Zucker, vor allem in der Kombination mit den anregenden neuen Getränken Kaffee, Tee und Schokolade, deren Grundstoffe ebenfalls auf tropischen Plantagen angebaut wurden. Der unbarmherzige Produktionsanstieg zerstörte die persönlichen Bindungen zwischen Sklaven und Besitzern, die für die afrikanische Sklaverei typisch waren, und schuf stattdessen ein System kapitalistischer Landwirtschaft, in dem menschliches Leben auf ein für den Sklavenbesitzer frei verfügbares Produktionsmittel reduziert wurde.

Von bescheidenen Anfängen auf den Kanarischen Inseln entwickelten sich die kolonialen Plantagen zu hoch organisierten, stark gewinnorientierten und auf Effizienz bedachten Unternehmen ähnlich den Fabriken des 19. Jahrhunderts. Spanische und portugiesische Pflanzer zogen zuerst amerikanische Ureinwohner als Arbeiter heran, aber die hohe Sterblichkeit aufgrund von Krankheit und Überarbeitung führte dazu, dass sie durch afrikanische Sklaven ersetzt wurden. Der Anbau und die

Ernte von Zucker erforderten nicht nur körperliche Schwerarbeit, sondern auch sorgfältige Zeitplanung, um die Produktion zu maximieren. Das Zuckerrohr trocknete nach dem Schneiden schnell und musste unverzüglich verarbeitet werden, wobei in der Mühle riesige Steinwalzen, die bis zum 18. Jahrhundert mechanisch angetrieben wurden, den Saft herauspressten. Versierte Fachkräfte unter den Sklaven verkochten den Sirup, schöpften Verunreinigungen ab und formten ihn zu konischen Gebilden. Nach ein paar Wochen Trocknungszeit hatten sich die dunkleren Zucker unten abgesetzt und wurden zur Rumherstellung verwendet, wohingegen die oben befindlichen weißen Kristalle für die europäischen Märkte reserviert waren.

Der Zuckerkonsum setzte sich zuerst in der Oberschicht durch und verbreitete sich dann zunehmend die soziale Rangordnung hinunter. Kunstvolle Zuckerskulpturen wurden ein Muss für adelige Bankette, und bereits 1598 bezeichnete Paul Hentzner, ein holländischer Englandreisender, schwarze Zähne als einen »Defekt, dem die Engländer aufgrund ihres zu großen Zuckerverbrauchs ausgesetzt zu sein scheinen«. Obwohl sich sein Bericht auf die Reichen bezog, begannen auch die einfachen Leute später gesüßten Kaffee und Tee zu trinken. Kaffee, ursprünglich ein osmanisches Monopol, wurde weithin verfügbar, als die Holländer 1616 Sämlinge auf Java anpflanzten. Bis zum 18. Jahrhundert wurde Französisch-Haiti eine weitere wichtige Produktionsstätte. In ähnlicher Weise wurde chinesischer Tee durch solchen aus kolonialen Plantagen auf Ceylon und in Indien ersetzt.

Wirtschaftliche Überlegungen bestimmten auch die Kost der Sklaven, da die Pflanzer je nach den Anbaubedingungen für Zuckerrohr Essensrationen kauften oder den Sklaven die Nutzung von Anbauflächen zur Nahrungsmittelproduktion erlaubten. Auf hoch ertragreichen Inseln wie Barbados stellten Rationen aus Maismehl, Reis und getrocknetem eingesalzenen Kabeljau sicher, dass die Sklaven das Maximum an Zeit auf den Zuckerrohrfeldern verbrachten. Sklaven in Brasilien, auf Martinique und anderswo erhielten einen freien Tag, um sich für ihren Lebensunterhalt Nahrungsmittel auf Land anzubauen, das für Zuckerrohr nicht geeignet war. Diese Systeme wirkten sich sehr unterschiedlich auf die Ernährung aus. Ein einziger Tag pro Woche reichte möglicherweise nicht aus, um sich eigene Nahrungsmittel anzubauen, aber auch bei Essenszuteilungen blieben die Sklaven womöglich hungrig. James Stephen beschrieb Heringsrationen als »kaum besser als eine Masse stinkenden Zeuges, das so wenig

Nährwert hat wie die Salzlake, in der es liegt«. Bei den Gesundheitsstörungen, die Zeitgenossen als »Wassersucht« und auf französisch als *mal d'estomach* bezeichneten, handelte es sich vielleicht um die Vitaminmangelerkrankungen Beriberi und Pellagra. Unterernährung trug auch zu häufigen Totgeburten, hoher Kindersterblichkeit und vielleicht zur weit verbreiteten Geophagie (Essen von Schmutz) unter Sklavinnen bei. Aufgrund solch hoher Sterblichkeitsraten importierten die Plantagen vor der Abschaffung der Sklaverei im 19. Jahrhundert insgesamt beinahe zehn Millionen Afrikaner.

Die Sklaven bewahrten sich dennoch viele Traditionen in der Nahrungszubereitung und trugen so zur Entstehung der verschiedenen amerikanischen Küchen bei. Das häufige Vorkommen von scharfen Gemüseeintöpfen, Augenbohnen, Yams, Okra, Blattgemüse und Palmöl vom Süden der Vereinigten Staaten bis nach Brasilien zeugt von afrikanischen Einflüssen in Herrenhäusern wie Sklavenunterkünften. Bei der Reisproduktion in Carolina setzte man asiatische Getreidearten, aber westafrikanische Anbautechniken ein, was die bewusste Auswahl von Sklaven aus Küstenregionen und die Zuständigkeit der Frauen für das Zerstoßen der Saaten mit Mörser und Stößel belegen. Die aufkommenden kreolischen Kochweisen kannten auch Maniok, ein Grundnahrungsmittel der amerikanischen Ureinwohner, eine tropische Wurzel, mit der man Fladenbrote und Tapioka herstellte. Um die Verfügbarkeit vertrauter Nahrungsmittel zu gewährleisten, verteidigten die Sklaven ihr Recht auf Anbauflächen zur Selbstversorgung. Der französische Kaufmann L. F. de Tollenare hielt seine Erinnerung aus Brasilien fest: »Auf meinem Weg durch die Wälder traf ich manchmal auf kleine Lichtungen, wohin die Schwarzen heimlich gekommen waren, um ein wenig Maniok anzubauen.« Nach Abschaffung der Sklaverei wurden die Anbauflächen zur Eigenversorgung der Sklaven die Grundlage für die nun entstehende schwarze Bauernschaft in der ganzen Region.

Schlussfolgerung

Die Geschichte der Gewürze und des Zuckers wirft erneut die Frage auf, die sich bereits früher bei Behandlung des Kolumbianischen Austauschs erhob, nämlich weshalb sich die europäische koloniale Expansion als so verheerend erwies. Obwohl der Indische Ozean vor der Ankunft der Portugiesen gewiss kein idyllisches Paradies gewesen war, waren die Ausbeutung der Sklaven und die Ausreizung des Handels durch die Europäer doch ungleich brutaler als zuvor durch die afrikanisch-asiatischen Gesellschaften. Religion und Rasse erklären zum Teil diese Unterschiede. Das islamische Gesetz förderte den Handel, indem es zum Frieden unter Muslimen verpflichtete, wohingegen die Portugiesen von einer kämpferischen Einstellung geprägt waren. Auch vergaßen die Afrikaner nie, dass ihre Diener Menschen waren, im Gegensatz zu den Europäern, die Menschen dunklerer Hautfarbe als grundlegend andersartig und zur Knechtschaft bestimmt betrachteten.

Doch der entstehende Kapitalismus formte auch den europäischen Imperialismus, indem er die afrikanischen Sklaven und die Bewohner der Gewürzinseln auf bloße Zahlen in den Bilanzen der Geschäftsleute reduzierte; der Gouverneur der VOC, Coen, war ein gelernter Buchhalter. Der Wandel des Zuckers von einem seltenen Gewürz zu einem Massenkonsummittel erzeugte einen unbarmherzigen Druck, die Produktion zu erhöhen, wodurch noch größere Zahlen von Sklaven erforderlich wurden. Wirtschaftliche Erwägungen bestimmten die Lebensbedingungen der Sklaven, und die Kosten ihrer angemessenen Ernährung wurden gegen den Kaufpreis neuer Sklaven abgewogen. Die Zuckerplantagen wurden zudem zum Modell für die Produktion von Kaffee, Tee und Kakao in tropischen Klimazonen auf der ganzen Welt, was eine noch größere Nachfrage nach Rohzucker erzeugte. Dieser neue und anscheinend unstillbare Hunger unterschied die kapitalistische Produktion letztlich von früheren Agrarsystemen. Doch so groß der Appetit auf Zucker auch war, so stellte er doch nur einen Teil der neuartigen Ernährungsgewohnheiten dar, die in der frühen Neuzeit entstanden.

Weiterführende Literatur

Zu Afrika:
James L. Newman, The Peopling of Africa: A Geographic Interpretation, New Haven 1995.
David Lee Schoenbrun, A Green Place, A Good Place: Agrarian Change, Gender, and Social Identity in the Great Lakes Region to the 15th Century, Portsmouth 1998.

Zu den Gewürzen:
Fernand Braudel, Civilization and Capitalism: 15th–18th Century, 3 Bde., New York 1979.

Wolfgang Schivelbusch, Das Paradies, der Geschmack und die Vernunft: eine Geschichte der Genussmittel, München 1980.

Zur Sklaverei:
Sidney Wilfred Mintz, Die süße Macht. Kulturgeschichte des Zuckers. Aus dem Amerikanischen von Hanne Herkommer, Frankfurt a. Main/New York 1987.
Kenneth F. Kiple / Virginia Himmelsteib King, Another Dimension to the Black Diaspora: Diet, Disease, and Racism, Cambridge 1981.
Judith A. Carney, Black Rice: The African Origins of Rice Cultivation in the Americas, Cambridge 2001.

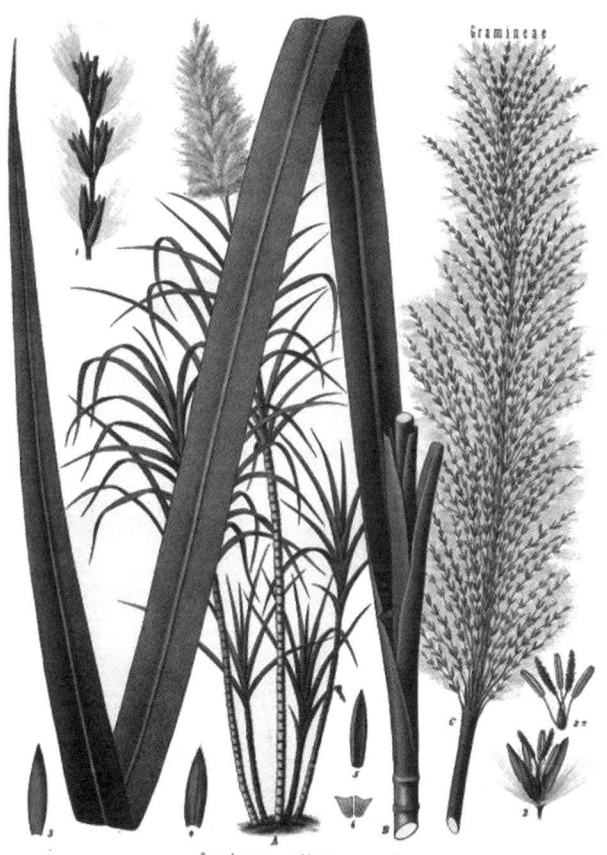

Zuckerrohr
Saccharum officinarum

2 ZUCKER, GEWÜRZE UND BLUT

3 Nouvelles Cuisines

Wenn heute ein Küchenchef ein Rezept aus dem mittelalterlichen Europa liest, werden ihm schnell die Veränderungen auffallen, die sich aus der kulinarischen Modernisierung ergeben haben. Doch der Historiker, der die Ursprünge dieser neuen Kochstile zu erklären sucht, steht vor einer größeren Herausforderung. Vielleicht war die grundlegendste Entwicklung in Europa während der vergangenen fünf Jahrhunderte die Abkehrbewegung von den aufwendigen, stark gewürzten Gerichten hin zu einfacheren, »natürlicheren« Geschmacksrichtungen. Doch nicht allein die Europäer folgten diesem Trend, und er stellte auch keineswegs den einzigen Weg in die kulinarische Moderne dar. Dieses Kapitel gibt einen Überblick über den frühneuzeitlichen Wandel der Ernährungsgewohnheiten in Frankreich, England und Japan, um wichtige Verbindungen zwischen den alltäglichen Essgewohnheiten und umfassenderen Prozessen gesellschaftlicher Veränderung aufzuzeigen.

Interkulturelle Vergleiche werden durch den ungleichmäßigen Verlauf der kulinarischen Entwicklung erschwert. Die europäischen Adeligen des Mittelalters aßen die gleiche Kost, so spielten bei ihnen große Platten mit Fleisch und ganzem Geflügel eine Rolle, gebraten oder gekocht und mit kunstvoll gewürzten Saucen serviert. In der frühen Neuzeit begannen die Mittelschichten die aristokratischen Privilegien in Bezug auf die Ernährung wie auch sonst in Frage zu stellen. Sich einen elitären Status durch das Verzehren größerer Mengen an Nahrung – über den sagenhaften Appetit mittelalterlicher Adeliger hinaus – zu bewahren, war körperlich unmöglich, also setzten die Adeligen auf Verfeinerung statt auf Masse und schufen so ein Modell für die künftige europäische Kochweise. Aber diese Verfeinerungen waren von Land zu Land unterschiedlich, wodurch zum ersten Mal wirklich nationale Geschmackstendenzen aufkamen. Historiker müssen deshalb die vielfältigen Entwicklungen gesondert betrachten, um zu erkennen, ob die elitären Kochweisen Englands und Frankreichs von Köchen herrührten, die in unterschiedlichem Tempo einem gemeinsamen Pfad folgten, oder ob sie zu völlig getrennten Konzepten von »Modernität« gelangten.

Das Beispiel Japans belegt, dass recht unterschiedliche soziale Gruppierungen zum gemeinsamen Ergebnis eines Kochstils gelangen konnten, der einfache, natürliche Geschmacksrichtungen zum Ideal erhob. Obwohl die Feudalsysteme Westeuropas und Japans viele ähnliche Merkmale aufwiesen, begannen im 16. Jahrhundert die wirtschaftlichen und politischen Entwicklungen zu divergieren. Die Samurai behielten ein Monopol auf die politische Macht, aber ihr wirtschaftlicher Stern sank, und kulinarische Genügsamkeit wurde ein kunstvoller Ausdruck einer gewissen Notlage. Unterdessen setzten die entrechteten japanischen Kaufleute und Landwirte ihren wachsenden Wohlstand um in eine kraftvolle und einflussreiche volkstümliche Kochweise.

Wie dieses Beispiel belegt, sollte man sich nicht ausschließlich auf die Elite konzentrieren. Auch Kaffeehäuser tauchten in der frühen Neuzeit auf und bekamen eine grundlegende Bedeutung für das europäische Bürgertum. Diese Kaffeehäuser stellten eine Alternative zu den Adelshöfen und ein Forum für die mittleren Bevölkerungskreise dar, wo sie ihren gesellschaftlichen Rang, gleichermaßen unterschieden vom Adel und von den arbeitenden Klassen, zeigen konnten. In den japanischen Teehäusern entwickelte sich eine ähnliche Tradition, die zwei eigenständige Formen hervorbrachte, eine elitäre Teezeremonie mit strengem Regelwerk einerseits und andererseits geräuschvolle Lokale, die Angehörige aller sozialen Rangstufen aufsuchten, Kaufleute, Arbeiter und Samurai gleichermaßen. Aufgrund der unterschiedlichen Art dieser beliebten öffentlichen Räume ist es wiederum schwierig, Verallgemeinerungen hinsichtlich der Entstehung der gesellschaftlichen Moderne aufzustellen.

Eine Aristokratie der Gabel

Die französische Haute Cuisine entwickelte sich im Zeitalter des Absolutismus, als die Monarchen die politische Macht auf Kosten der Adeligen in den Provinzen zu zentralisieren suchten. Die mächtigen Adeligen des Mittelalters hatten verschwenderische Höfe unterhalten und beträchtliche Autonomie genossen, aber die Könige der frühen Neuzeit setzten allmählich die Vorherrschaft von Paris durch; dieser Prozess gipfelte im Bau des prachtvollen Schlosses von Versailles durch Ludwig XIV. Die Krone lockte die Aristokraten von ihren Festungen fort und übertrug die Macht loyalen Verwaltungsbeamten. Die ihrer politischen Pflichten beraubten Adeligen suchten Prestige durch kulturelle Betätigung: Musik, Literatur und Kochkunst. In dieser höfischen Umgebung trat die Mode der prachtvollen mittelalterlichen Bankette in den Hintergrund zugunsten neuer Maßstäbe für hervorragendes Essen, die auf Vornehmheit und Verfeinerung beruhten.

Kochbücher stellen eine wertvolle Quelle für die Beschäftigung mit kulinarischen Moden dar, aber die Chronologie des Wandels bleibt ungenau. Einige Rezepte erschienen erst gedruckt, als sie schon jahrzehntelang in den Küchen Verwendung gefunden hatten, während andere Neuerungen darstellten, die erst Jahre danach weite Zustimmung fanden; etliche erwiesen sich als völlig unpraktikabel und kamen überhaupt niemals auf den Tisch. François La Varennes *Le Cuisinier François* (1651) markierte einen offenbar radikalen Bruch mit früheren Kochstilen, aber es war beinahe ein Jahrhundert vergangen, seit ein vergleichbar neuartiges Buch in Frankreich erschienen war, und es fasste wahrscheinlich Techniken zusammen, die in den Küchen des Adels bereits gebräuchlich waren. La Varennes Erfolg löste eine Flut von Kochbüchern aus, von denen jedes nach größerer Neuheit trachtete. Vincent La Chapelle beispielsweise nannte sein Opus *Le cuisinier moderne* (1733), obwohl es sich bei diesem weitgehend um ein Plagiat eines 1691 erschienenen Werkes von Massialot handelte, und Menon veröffentlichte ein Buch *Nouvelle Cuisine* (1742), mit dem er einen noch heute aktuellen Begriff populär machte.

Diese Sammlung offenbart ein deutliches Abnehmen der damals verzehrten Fleischvielfalt, während gleichzeitig an den Tafeln der Eliten mehr Gemüse serviert wurde. Die mittelalterlichen Adeligen hatten quer durch das Tierreich alles verschlungen und während der Fastenzeit Pfauen und Störche neben Ottern und Tümmlern verzehrt. Solche exotischen Tiere wurden in der frühen Neuzeit von domestiziertem Vieh, insbesondere Rindfleisch, abgelöst, das man früher für schwer verdaulich gehalten hatte. Auch das Gemüse verlor seine negativen Assoziationen, obwohl die Adeligen nicht die Kohl- und Getreidearten, die die bäuerliche Bevölkerung hauptsächlich verzehrte, sondern eher Artischocken, Pilze, Spargel und Kräuter wählten – Pflanzen, die im typischen Garten nicht wuchsen. Soziale Unterschiede entwickelten sich folglich in Übereinstimmung mit den neuen wirtschaftlichen Gegebenheiten; da Weideflächen für den Weizenanbau unter den Pflug genommen wurden, gewann gewöhnliches Vieh neues Prestige. Wenig nahrhafte Gemüsearten wurden zu einer Art besonders feiner Kost, da sie bewiesen, dass der Adel nicht Hunger litt.

Die Kochtechniken und die Menüzusammenstellung veränderten sich auch aufgrund der neuen Inhaltsstoffe. Süße und pikante Geschmacksrichtungen, die in mittelalterlichen Speisen wahllos miteinander kombiniert worden waren, wurden nun in einzelnen getrennten Gängen serviert, wobei die Desserts für das Ende der Mahlzeit vorbehalten waren. Riesige, über offenem Feuer bereitete Braten machten weniger umfangreichen Gerichten Platz, die oft in Bratpfannen zubereitet wurden, was eine neue Art der Saucenzubereitung durch das Eindicken der während des Kochens abgegebenen Bratensäfte ermöglichte. Saucen enthielten nun auch weniger Klumpen und weniger Essig; sie wurden raffinierter und mit Butter und Mehl (*roux*) statt mit Brotrinde und zerstoßenen Nüssen angedickt.

Der Gewürzhandel fiel ebenfalls der neuen Kochkunst des 17. Jahrhunderts zum Opfer. Aufgrund der Galenschen Säftelehre hatte man vorher Gewürze gebraucht, um die heißen und kalten Eigenschaften der Nahrungsmittel ins Gleichgewicht zu bringen, aber neue, auf Chemie basierende medizinische Theorien befreiten die Köche davon, so dass sie andere Geschmacksrichtungen ausprobieren konnten. Frische Kräuter wie Schnittlauch und Estragon lösten allmählich Kumin, Kardamom und Ingwer ab. Die wichtigsten Importgewürze, Pfeffer, Nelke und Muskatnuss, wurden in geringerer Menge noch verwendet, wohingegen Zimt auf das Dessert beschränkt wurde. Gewürze vermittelten einfach nicht mehr aristokratischen Status, wenn auch Bürgerfamilien sie sich leisten konnten.

Ein Wandel der Tischmanieren begleitete die Verfeinerung der Kochkunst. Die Gäste mittelalterlicher Festmähler hatten Utensilien und Becher geteilt, doch allmählich wurde das individuelle Gedeck zur Norm. Die Gabel, die in Italien bereits im 14. Jahrhundert zum Teigwarenessen in Gebrauch war, kam im 17. Jahrhundert nach Frankreich, obwohl Ludwig XIV. weiterhin mit den Fingern aß. Diese neuen Formen höfischen Benehmens, oder der »Höflichkeit«, sollten nicht nur die Adeligen von den ungehobelten Bauern unterscheiden, sondern auch den körperlichen Kontakt, vor allem den Austausch von Körperflüssigkeiten beschränken. Ein mit L.S.R. signiertes Kochbuch von 1674 fasste die Ideale verfeinerter Vornehmheit zusammen: »Heutzutage ist es nicht das ungeheure Überfließen der Gerichte, der Überreichtum von Ragouts und Durcheinandergekochtem, sind es nicht die ungewöhnlichen Berge von Fleisch, die eine gute

Tafel ausmachen; es ist nicht die wirre Mischung mannigfaltiger Gewürze, es sind nicht die hoch aufgetürmten Bratenstücke«, bemerkte der Küchenchef. »Es ist vielmehr die köstliche Auswahl der Fleischarten, die Raffinesse, mit der sie gewürzt, die Höflichkeit und Eleganz, mit der sie serviert werden.«

Die Normen des Adels in Bezug auf Kochen und Benehmen sickerten allmählich auch die soziale Rangordnung nach unten durch. Kochbücher stellten ein Mittel zur Verbreitung höfischer Ideale in den Küchen der Mittelschichten dar, und Menons *The Bourgeois Cook* (1746), das sich speziell an eine weibliche Leserschaft richtete, wurde die am häufigsten nachgedruckte Schrift des 18. Jahrhunderts. Die neue Kochkunst erreichte sogar die urbanen Arbeiterschichten, die während des 18. Jahrhunderts immer häufiger Kochtöpfe kauften. So begannen die Pariser Handwerker kurz gebratene Fleischstücke, die *au jus* serviert wurden, durch die langsam geschmorten Gerichte, bekannt als *pot au feu*, zu ersetzen.

Der Aufstieg der neuen Kochkunst hing sowohl von den Fleischern als auch von den Köchen ab. Die den Zünften angehörenden Männer verfeinerten ihre Fertigkeiten des Rindfleischzerlegens und stellten während des 18. Jahrhunderts eine kunstvolle Rangfolge der Stücke auf, wobei die erlesensten Teile den Adelshäusern vorbehalten waren. Von Gesetz wegen wurden billigere Stücke zu festgesetzten Preisen verkauft, die, zumindest in guten Zeiten, auch für Facharbeiter erschwinglich waren. In dieser standesbewussten Gesellschaft liefen Mittelstandsfamilien Gefahr, in Schande zu fallen, wenn sie schlechtere Stücke bekamen, und der Fleischeinkauf brachte einen täglichen Kampf zwischen profithungrigen Fleischern und Wirtschafterinnen, die unbedingt den Schein wahren wollten, mit sich. Fleischzuschneider spielten auch im England der frühen Neuzeit eine wesentliche Rolle bei der Versorgung mit Rindfleisch, aber die Kochmoden unterschieden sich jenseits des Kanals von denen in Frankreich.

Die englische ländliche Küche

Wenn im Allgemeinen Gegensätze zwischen englischen und französischen Speisen festgestellt werden – meist zum Nachteil der ersteren –, wird dabei ungerechterweise oft die französische Haute Cuisine mit der englischen Unterschichtküche verglichen. Eine ausgewogenere Bewertung muss anerkennen, dass die beiden Landesküchen sich mit beträchtlicher Überschneidung entwickelten und dass unterschiedliche soziale Bedingungen zur Verschiedenartigkeit der Kochstile beitrugen. Die englische Erfahrung liefert somit eine nützliche Vergleichsmöglichkeit bei der Beurteilung des französischen Anspruchs auf besondere kulinarische Modernität.

Kochbücher und andere historische Quellen weisen auf eine Reihe von Unterschieden zwischen diesen beiden kulinarischen Traditionen hin. Der Verzehr von Meeresfrüchten ging auf der Insel ironischerweise nach der Reformation zurück, und obwohl die Engländer die wachsende kontinentale Vorliebe für Rindfleisch teilten, servierten sie es eher gebraten oder gesotten. Überdies machte das Puddingtuch – eine Erfindung des 17. Jahrhunderts, die verwendet wurde, um einen kuchenähnlichen Teig aus Mehl, Zucker und getrockneten Früchten im Dampf zu garen – den Plumpudding und andere süße und pikante Puddings zum Standardgericht auf englischen Tischen, wohingegen die Franzosen diese Geschmacksrichtungen getrennt servierten.

Der Kochliteratur zeigt weitere Unterschiede zwischen Frankreich und England auf. Anders als die männlichen Küchenchefs auf dem Kontinent, die durch die Veröffentlichung innovativer Rezepte Status und Gönner gewannen, waren die englischen Kochbuchautoren meist Frauen, die Rezepte für konservative ländliche Hausmannskost neben praktischen Anweisungen zur Haltbarmachung von Nahrungsmitteln boten. Diese Arbeiten zeigten eine beträchtliche Abneigung gegenüber der extravaganten höfischen Küche. Hannah Glasse, die Bestsellerautorin von *The Art of Cookery Made Plain and Easy* (1747), beharrte darauf, »wenn ein Gentleman französische Köche hat, muss er für *französische* Mätzchen zahlen … So groß ist heute die blinde Narretei dieser Zeit, dass sie sich lieber von einem *französischen* Dummkopf etwas vormachen lassen, als einer guten englischen Köchin Unterstützung zuteil werden zu lassen!«

Eine Reihe möglicher Erklärungen wurde für diese nationalen Unterschiede angegeben. Die Engländer versteiften sich darauf, dass die höhere Qualität ihres Rindfleischs solch ausgefallene Kochkünste unnötig mache, obwohl viele Beobachter – und nicht nur französische – das in Paris erhältliche Fleisch für besser hielten als das in London feilgebotene. Eine weitere Theorie besagte, die Reformation habe die englische Kochweise verkümmern lassen, aber die Ansicht, dass Nahrung, wie Sexualität, ein notwendiges Übel sei, war unter den Angehörigen der Viktorianischen Zeit im 19. Jahrhundert weiter verbreitet als bei den Puritanern des 17. Jahrhunderts. In der Tat bezogen sich religiöse Verurteilungen der Völlerei eher auf Trunkenheit als auf Festtagsspeisen. Überzeugendere Erklärungen für die kulinarischen Unterschiede ergeben sich aus den politischen und sozialen Bedingungen, vor allem aus dem Bürgerkrieg (1642–1649) und der *Glorious Revolution* (1688), die das Entstehen eines englischen Absolutismus vereitelten. Die Adeligen behielten ihre genuine Macht im Parlament und interessierten sich deshalb weniger für die Geziertheiten des höfischen Lebens.

Nichtsdestotrotz sind die Unterschiede zwischen englischer und französischer Küche womöglich durchaus übertrieben. Ungeachtet nationalistischer Behauptungen hatten kontinentale Küchenchefs auf der anderen Seite des Kanals beträchtlichen Einfluss. Die einheimischen englischen Kochtraditionen entwickelten sich möglicherweise auf natürliche Weise in eine ähnliche Richtung wie die französischen, mit größerem Verzehr von Gemüse, mehr in der Pfanne zubereiteten Fleischgerichten und Saucen auf Butterbasis. Während sich die Kochgewohnheiten der Eliten weitgehend parallel entwickelten, begannen sowohl die englischen wie auch die französischen Mittelschichten, sich durch die charakteristische Kultur des Kaffeehauses Ausdruck zu verleihen.

Der Kaffee und die öffentliche Sphäre

Europäische Reisende begegneten dem Kaffee zum ersten Mal während des 15. Jahrhunderts im Osmanischen Reich, doch verbreitete sich das Getränk beinahe 200 Jahre lang nicht im Westen. Das Genussmittel der Muslime kam in Europa plötzlich in Mode, als die aufsteigenden Mittelschichten nach neuen Zentren der Geselligkeit außerhalb der exklusiven Adelshöfe suchten. Kaffeehäuser wurden zum Mittelpunkt eines sich herausbildenden öffentlichen Raumes, in dem die Leute ungezwungen ihre Meinung über Geschäftliches, die Künste und die Politik äußern konnten. Diese neuen intellektuellen Diskussionen wiederum stellten eine Herausforderung für die absolutistischen Monarchen dar und wurden ein wichtiges Forum für eine demokratische Regierung.

Der Kaffee, der um 1650 auf dem Höhepunkt des puritanischen Einflusses nach England kam, ersetzte schnell das Bier bei den Geschäftsleuten, die sich allmorgendlich über dampfenden Tassen trafen, um Zeitungen zu lesen und Geschäfte abzuschließen. Edward Lloyds Londoner Kaffeehaus beispielsweise zog Kaufleute und Schiffskapitäne an, deren

Austausch von Seefahrtsinformationen zur Gründung eines bekannten Versicherungsmaklergeschäfts führte. Journalisten hatten ihre eigenen Lieblingskaffeehäuser, und es wurden beim Genuss von Java-Kaffee sowohl Zeitungen geschrieben als auch gelesen. Kaffeehäuser in Marktstädten abonnierten Londoner Zeitungen und verbreiteten so Nachrichten und politische Diskussionen im ganzen Land. Im 18. Jahrhundert verdrängte Tee allmählich den Kaffee als Nationalgetränk, was durch nachdrückliche Werbekampagnen der Britischen Ostindien-Gesellschaft (*British East India Company*) gefördert wurde; gleichwohl bereiteten Kaffeehäuser die Bühne für eine im Entstehen begriffene parlamentarische politische Kultur.

Die ersten Kaffeehäuser in Paris eröffneten etwa um die gleiche Zeit wie jene in London, aber sie erlangten erst in der Mitte des 18. Jahrhunderts Beliebtheit, als die Öffentlichkeit die absolute Monarchie in Frage zu stellen begann. Im Jahre 1782 bemerkte Le Grand d'Aussy:

> Es gibt kein einziges bürgerliches Heim, in dem nicht Kaffee serviert wird, keinen einzigen Ladeninhaber, keinen Koch und kein Zimmermädchen, die nicht am Morgen *café au lait* trinken. Auf öffentlichen Märkten in einigen Straßen und Gassen der Hauptstadt gibt es Frauen, die das von ihnen als *café au lait* bezeichnete Zeug verkaufen, das in Wirklichkeit verdorbene Milch mit Verunreinigungen durch alten Kaffeesatz ist.

Kaffeehäuser stellten auch Plätze der Zusammenkunft dar für die Philosophen der Aufklärung Voltaire, Diderot und andere aus der französischen Literaturszene, die weniger bekannte Namen trugen. Während der geschichtsträchtigen Tage von 1789 versammelten sich Camille Desmoulins und seine Mitrevolutionäre bei Kaffee in den Arkaden des Palais Royal, um den Sturm auf die Bastille und den Sturz der Alleinherrschaft zu planen.

Beim Aufzeigen der Zusammenhänge zwischen Kaffeehäusern, Kapitalismus und parlamentarischer Demokratie darf man die physiologischen Auswirkungen des Koffeins bei der Stimulierung der Geistesaktivität nicht ignorieren. Einige sind noch weiter gegangen und haben einen Zusammenhang zwischen Kaffee und protestantischer Arbeitsethik hergestellt, aber diese Meinung erklärt nicht die Beliebtheit des Kaffees im katholischen Frankreich. Die soziale Schicht, und nicht die Religion, stellt wahrscheinlich das verbindende Element dar; das Bürgertum trank Kaffee, um nüchtern und hart arbeitend zu wirken und so seine Ansprüche auf politische Macht im Gegensatz zu müßiggängerischen Aristokraten oder trinkenden Arbeitern zu rechtfertigen. Dennoch ergaben sich diese Zusammenhänge mit dem gesellschaftlichen Stand nicht automatisch, wie sich an der japanischen Gesellschaft erkennen lässt.

Die Kunst des Schneidens

Indem die japanische Kochkunst einen besonderen Akzent auf das gekonnte Schneiden legt, erscheint sie vielleicht wie eine feinschmeckerische Nebenbeschäftigung für die Samurai-Elite, vergleichbar den gezierten Beschäftigungen der französischen Aristokratie, aber die gesellschaftlichen Entwicklungen des Tokugawa-Shogunats (1603–1868) widersetzen sich einem einfachen Vergleich mit dem Europa der frühen Neuzeit. Die Dynastie stellte nach einem Jahrhundert der Bürgerkriege wieder Ordnung her und verwandelte die Samurai-Kämpfer in eine Klasse von Bürokraten. Die Friedenszeit brachte wirtschaftlichen Wohlstand, insbesondere den städtischen Kaufleuten, die scheinbar ganz unten in der sozialen Hierarchie standen. Mit der Zeit erlitten die Samurai, die von festgelegten Gehältern lebten, aufgrund der Inflation einen Kaufkraftverlust. Die zunehmende Unklarheit im Verhältnis von Status, Wohlstand und Macht trug zum Gedeihen einer volkstümlichen Küche bei, derer sich Adelige und gemeines Volk gleichermaßen erfreuten, während die Samurai eine strenge kulinarische Ästhetik kultivierten.

Das japanische Essen entwickelte seine moderne Form vom 12. Jahrhundert an, als zum ersten Mal individuelle Gedecke auf niedrigen Holztabletts angeordnet wurden. Eine Mahlzeit bestand aus Schüsseln mit Reis, Suppe und kleinen Nebengerichten aus Fisch und Gemüse. Als die Hofküche kunstvoller wurde, entstanden unter japanischen Meisterköchen, die ihre Geheimnisse eifersüchtig hüteten und nur an vertraute Schüler weitergaben, Kochschulen (*ryū*). Zeremonielle Gewänder und hohe, schwarz lackierte Hüte erhöhten ihr Prestige, und Schneidemesser wurden aus dem gleichen gefalteten Stahl wie Samurai-Schwerter hergestellt. Jede Schule pflegte unterschiedliche Schneidestile, oft von äußerster Kompliziertheit; die *Shijō-ryū* etwa vervollkommnete angeblich 36 Arten, einen Karpfen zu zerlegen.

Während der Tokugawa-Epoche wurden diese Kochschulen nach den minimalistischen Prinzipien der japanischen Gartenkunst in eine feste Form gebracht und vereinfacht. Küchenchefs komponierten Fischscheiben zu asymmetrischen Arrangements mit Streifen von Daikon-Rettich, der so angehäuft war, dass er einem Berg ähnelte, oder mit Blattgemüse, das wie ein Wäldchen angeordnet war. Die Einführung der Sojasauce im 16. Jahrhundert machte Zubereitung und Essen zu einer Kunst, weil sie es wohlhabenden Speisenden ermöglichte, jeden Bissen eigens einzutunken. Bei der Abrundung ihrer eleganten Darbietungen vermieden die Köche scharfe, würzige Nahrungsmittel. Diese Suche nach natürlichen Geschmacksrichtungen führte zur Übernahme eines Grundsatzes des Zen-Buddhismus: »Nicht zu kochen ist das Ideal des Kochens.«

Die breiteren Volksschichten entwickelten unterdessen ihre eigenen lebendigen Esstraditionen in den Städten, vor allem in der Hauptstadt, Edo. Zugewanderte männliche Arbeiter vom Land schufen eine Nachfrage nach preiswertem, schon zubereitetem Essen, und die ersten Soba-Nudelgeschäfte (*soba* ist Buchweizen) eröffneten in der Mitte des 17. Jahrhunderts. Tempura und gegrillten Aal mit süßer Sauce konnte man ebenfalls in Läden, Buden und bei Straßenverkäufern erstehen. Um 1800 begannen Köche, die sich Tücher um den Kopf schlangen und ausgefallene gestreifte Kimonos und Jacken trugen, Reisbällchen mit frischen Fischstücken zu kombinieren; diese neue Sushi-Mode verbreitete sich schnell von Edo aus in andere Städte.

Soziale Unterschiede zwischen den Eliten und dem gewöhnlichen Volk, die in der Theorie ziemlich rigide, in der Praxis aber oft verschwommen waren, waren auch in Teehäusern offenkundig. Die Teehäuser, die im 15. Jahrhundert zuerst in der Nähe der Tempel und Schreine entstanden, verbreiteten sich überall entlang der Straßen und boten leichte Mahlzeiten und erfrischende Tees an. Auch in Edo florierten im 18. Jahrhundert Teehäuser in der Nähe von Theatern und Sumo-Arenen und verkauften oft mehr Sake als Tee, während andere sich zu erstklassigen Restaurants entwickelten. Die beliebtesten Teehäuser gab es in der »schwimmenden Welt« des Yoshiwara-Vergnügungsviertels an den Ufern des Sumida-Flusses, wo frische Meeresfrüchte leicht erhältlich waren und Geishas Lieder und Tänze darboten. Während strenge Benimmregeln die formelle Teezeremonie bestimmten, zogen prominente Samurai oft die lärmende Atmosphäre der Bordelle vor.

Im Japan der Tokugawa-Zeit verbreiteten sich kulinarische Neuerungen in der gesellschaftlichen Hierarchie sowohl nach oben wie nach unten. Die Nahrungsmittel der Elite fanden über den Hof hinaus Verbreitung, als die individuellen Gedecke der Festmähler von den Nicht-Adeligen übernommen wurden. Im 18. Jahrhundert waren Geheimnisse der exklusiven *ryū* durch Veröffentlichung in Kochbüchern, die mit populären Schriften wie dem *Tofu Hyakuchin* (1782) mit seinen 100 Tofu-Gerichten konkurrieren mussten, nach außen durchgesickert. Zudem frönte die Samurai-Elite, die nicht mehr so wohlhabend war, der volkstümlichen Soba- und Sushi-Kost. Alle Gesellschaftsschichten, von Arbeitern bis zu Geschäftsleuten und Politikern, mischten sich ungezwungen in den Vergnügungsvierteln. Das Japan der frühen Neuzeit war weit davon entfernt, eine geschlossene Feudalgesellschaft zu sein, und verfügte über ein gewisses Maß an kultureller Durchlässigkeit, das seine spätere Industrialisierung ermöglichte.

Schlussfolgerung

Das verbreitete kulinarische Ideal der einfachen, natürlichen Nahrung tauchte in Frankreich, England und Japan jeweils während einer Periode weit reichender Modernisierung auf, aber in jedem Land waren unterschiedliche gesellschaftliche und ästhetische Bedeutungen mit diesen Veränderungen verbunden. Die exklusive französische Aristokratie schlug den Weg kulinarischer Vereinfachung ein und assoziierte dies mit dem Naturalismus der am klassischen Zeitalter orientierten Kunst. Die Engländer lehnten unterdessen die Umständlichkeit ab, die sie an der französischen höfischen Küche wahrnahmen, und suchten nach einer einfacheren ländlichen Kochweise, die ihrer durchlässigeren sozialen Hierarchie angemessen war. In der Praxis entwickelten sich viele Ähnlichkeiten zwischen den beiden Küchen, obwohl der Augenschein auf zwei rivalisierende Interpretationen hindeutet. Englische Kochbuchverfasserinnen ahmten möglicherweise französische Praktiken nach, selbst wenn sie auf ihren nationalen Empfehlungen beharrten, andernfalls folgte die Entwicklung der zwei Kochweisen einfach parallelen Bahnen. Schließlich kam es in Japan unter ganz anderen Bedingungen zur kulinarischen Vereinfachung, wobei sich die elitären und die volkstümlichen Traditionen überlappten, während die Samurai soziale Unterscheidung durch eine strenge Zen-Ästhetik pflegten.

Theorien über die Zusammenhänge zwischen neuen Kochgewohnheiten und sozialer Modernisierung aufzustellen wird mit mehr Beispielen sogar noch schwieriger. Die wenigen verfügbaren Kochmanuskripte aus dem Mittleren Osten des 18. Jahrhunderts deuten darauf hin, dass Nahrungsmittel dort möglicherweise einen vergleichbaren Prozess der Vereinfachung durchliefen, dies aber zu einer Zeit äußerst begrenzten sozialen Wandels. Mexiko gab die scharfen, komplexen Chiligerichte der Kolonialzeit nicht zugunsten einfacherer, in Europa moderner Gerichte auf, obwohl es von den politischen und wirtschaftlichen Veränderungen im Zuge der Aufklärung beeinflusst wurde. Folglich müssen die in diesem Kapitel diskutierten Zusammenhänge zwangsläufig spekulativ bleiben, bis mehr Daten aus der ganzen Welt zugänglich werden. Weitere Forschungen müssen sowohl die Essgewohnheiten der breiten Bevölkerungsmassen wie auch jene der Eliten untersuchen, denn das 18. Jahrhundert war eine Zeit sich wandelnder Wirtschaftsmodelle, in der die traditionellen Versorgungsnetzwerke neuen Marktsystemen Platz machten.

Weiterführende Literatur

Zu europäischen Kochweisen:
Jean-Louis Flandrin, Dietary Choices and Culinary Technique, 1500–1800, in: Jean-Louis Flandrin / Massimo Montanari (Hg.), Food: A Culinary History from Antiquity to the Present, New York 1999.
Stephen Mennell, All Manners of Food: Eating and Taste in England and France from the Middle Ages to the Present, Oxford 1985.
Sydney Watts, Meat Matters: The Butchers of Old Regime Paris, Diss. Cornell University 1999.

Zur Kaffeekultur:
Wolfgang Schivelbusch, Das Paradies, der Geschmack und die Vernunft: eine Geschichte der Genussmittel, München 1980.

Zu Japan:
Nishiyama Matsunosuke, Edo Culture: Daily Life and Diversions in Urban Japan, 1600–1868, Honolulu 1997.
Susan B. Hanley, Everyday Things in Premodern Japan: The Hidden Legacy of Material Culture, Berkeley 1997.

4 Moralische und politische Ökonomien

Hungerrevolten waren seit jeher eine übliche Form des Volksprotestes, aber sie erlangten im 18. Jahrhundert weltweit eine neue Intensität, mithin gerade zu einem Zeitpunkt, als die Nahrungsmittelversorgung insgesamt verlässlicher wurde. Pariser Frauen marschierten 1789 nach Versailles, um »den Bäcker« – Ludwig XVI. – zurück in die Hauptstadt zu schleppen und so die Verfügbarkeit von Brot zu gewährleisten. Muslimische Frauen hatten vier Jahrzehnte zuvor einen ähnlichen Protest inszeniert, indem sie während der Gebetszeit das Minarett der Großen Moschee in Aleppo besetzten, um den osmanischen Gouverneur wegen seiner Gleichgültigkeit in Hungerzeiten zu beschimpfen. Als der Stadtrat von Querétaro in Mexiko 1749 die hohen Nahrungsmittelpreise nicht eindämmen konnte, wütete ein Mob auf den Straßen und griff die öffentlichen Getreidespeicher an. China unterhielt das umfassendste Getreidespeichersystem der vormodernen Welt, doch nichtsdestotrotz plünderten Massen hungriger Menschen regelmäßig die Speicherhäuser und blockierten das Verladen von Reis. Um dieses scheinbare Paradoxon – zunehmender Protest in einer Zeit allgemein steigender Erwartungen – zu verstehen, muss man die Versorgungspolitik von einer globalen Perspektive aus untersuchen.

Verheerende Hungersnöte, wie sie Westeuropa noch im 17. Jahrhundert heimgesucht hatten, wurden durch Verbesserungen in Landwirtschaft und Marktversorgung im 18. Jahrhundert weitgehend überwunden. Als eine größere Nahrungsmittelproduktion die Kindersterblichkeit senkte und chronischen Hunger linderte, begannen die Menschen mehr vom Leben zu erwarten als das bloße trostlose Überleben. Die Bedingungen waren regional sehr unterschiedlich, aber der Höhepunkt des Kolumbianischen Austausches verstärkte weltweit die Bevölkerungszunahme. Zwischen 1650 und 1850 verdreifachte sich die Bevölkerung Chinas von etwa 140 Millionen auf mehr als 425 Millionen, was durch die Verbreitung von amerikanischen Süßkartoffeln, Mais und Erdnüssen begünstigt wurde.

Diese Pflanzen verbreiteten sich auch in ganz Afrika, jedoch ohne die gleichen demographischen Auswirkungen, da ja durch den atlantischen Sklavenhandel, der im 18. Jahrhundert seinen Höhepunkt erreichte, stetig Bevölkerung abgezogen wurde. Währenddessen begann sich die lateinamerikanische Bevölkerung endlich von der Zeit der Eroberung zu erholen, was zur Umnutzung des Bodens von Viehwirtschaft hin zu Getreideanbau führte.

Dennoch war die Verteilung der Nahrungsmittel ebenso wichtig wie ihre Produktion. Wenn die Armen kein gesichertes Anrecht auf verfügbares Getreide hatten, folgten daraus zwangsläufig Hunger und soziale Unruhen. Im Europa des Mittelalters forderte die katholische Kirche eine »moralische Ökonomie« und verurteilte Kaufleute, die von den Verbrauchern zu hohe Preise für Grundnahrungsmittel verlangten. In normalen Zeiten war der »gerechte« Preis einfach der Marktpreis, aber zu Zeiten von Hungersnöten war die Obrigkeit moralisch verpflichtet, auf dem Markt zu intervenieren und das Überleben der Armen zu gewährleisten. Solch paternalistisches Handeln war nötig, um in streng hierarchischen Gesellschaften die Stabilität zu sichern, nicht nur in Europa, sondern auf der ganzen Welt. Die Konquistadoren brachten die Vorstellung vom gerechten Preis nach Amerika, wo das Prinzip der Reziprozität bereits durchaus eine Tradition hatte. Konfuzianische Lehren verlangten eine ähnliche Armenfürsorge, wie sie sich auch aus den islamischen Forderungen nach Wohltätigkeit ergab.

Diese traditionellen Beziehungen gerieten im 18. Jahrhundert aufgrund sozialer Veränderungen zunehmend unter Druck. Als die Marktwirtschaft sich auf das ländliche Europa ausdehnte, brachte sie die alte Ordnung durcheinander, indem sie die Subsistenzlandwirtschaft zum Anbau von marktgeeigneten Nutzpflanzen umlenkte, Bauern entwurzelte, um eine mobile, aber unerhebliche Arbeitskraft zu schaffen, und indem sie direkte Getreideverkäufe von den Landbesitzern an städtische Kaufleute förderte. Hungerrevolten brachen aus, als lokale Würdenträger knappes Getreide in die Städte bringen ließen, anstatt damit ihre Schutzbefohlenen vor Ort zu ernähren, und so auf die kapitalistische Logik einer neuen »politischen Ökonomie« reagierten, die an die Stelle der paternalistischen Verantwortlichkeiten der bestehenden moralischen Ökonomie trat. Von den oberen Gesellschaftsschichten solcherart verlassen, handelten die Massen deshalb autonom, um die traditionellen Verfahrensweisen durchzusetzen. Die Märkte spielten auch in China und dem Osmanischen Reich eine gleichermaßen wichtige Rolle bei der Nahrungsmittelverteilung, doch blieben die dortigen Regierungen viel stärker um die Bewahrung sozialer Stabilität besorgt. Kam es zu Hungerrevolten, spiegelten diese, obwohl sie oberflächlich jenen in Europa ähnelten, eher Spannungen innerhalb bestehender Hierarchien wider als konservative Reaktionen auf neue Bedingungen. Selbst die europäischen Regierungen unterschieden sich in ihren Reaktionen auf den kapitalistischen Wandel und schufen jeweils verschiedene Versionen politischer Ökonomie. Die britische herrschende Klasse entwickelte einen tiefen Glauben an die Kräfte des freien Marktes zur effizienten Verteilung der Ressourcen, wohingegen die französische Elite darauf beharrte, dass der Staat bei der Entwicklung des Freihandels eine Rolle spielen und gleichzeitig ein adäquates Auskommen für alle sicherstellen müsse.

Der Hunger des Frühkapitalismus

Dass Getreide einfach vom Volk beschlagnahmt wurde, dazu kam es im 18. Jahrhundert es an vielen Orten Europas, auf Bauernhöfen, Landstraßen und Kanälen. Aber Hungerrevolten brachen wohl am häufigsten auf Märkten und in Bäckereien aus. Hier kamen Frauen zusammen, um das tägliche Brot für ihre Familien zu erwerben, und mussten entdecken, dass die Preise so angestiegen waren, dass es ihre Mittel überstieg. Harsche Worte wurden gewechselt, und wenn sich der Kaufmann weigerte, einen Nachlass anzubieten, dann plünderte die Menge den Laden. Nichtsdestotrotz bezahlte man, was als vernünftiger Preis angesehen wurde, eine in Frankreich *taxation populaire* genannte Praxis. Die Magistrate intervenierten, aber sie hatten für gewöhnlich keine ausreichende Macht, um die Erhebungen zu unterdrücken; sie konnten bestenfalls eine geordnete Getreideausgabe erreichen, um den Schaden an Privateigentum so klein wie möglich zu halten. Ungeachtet der Beschwerden von Kaufleuten und Beamten waren diese Aufstände nicht vereinzelte, instinktive Ausbrüche hungriger Massen. Vielmehr handelten die Menschenmengen rational, nach altehrwürdigen Gepflogenheiten und mit dem Ziel, die örtlichen Eliten zur Erfüllung ihrer paternalistischen Pflichten zu veranlassen.

Landwirtschaftliche Verbesserungen bildeten den Rahmen für die Hungerrevolten des 18. Jahrhunderts. Die Einfriedung von Gemeindefeldern zu Privateigentum erlaubte es wohlhabenden Landwirten, große Produktionsflächen anzuhäufen, während viele Bauern auf Lohnarbeit zurückgeworfen wurden. Schnell wachsende Städte verschlangen entsprechend größere Getreidelieferungen, aber sogar Dorfbewohner wurden von Märkten stärker abhängig, anstatt sich vom eigenen Boden ernähren zu können. Unterdessen verkauften die Großgrundbesitzer ihr Getreide zunehmend direkt an Kaufleute in der Stadt. Liberale Regierungen ermöglichten diesen Handel in den 70er Jahren des Jahrhunderts über weite Entfernungen, indem sie mittelalterliche Gesetze gegen die Marktbeherrschung durch Aufkauf abschafften, eine Praxis, durch die Getreide von lokalen Märkten zurückgehalten wurde, weil man hoffte, es so zu höheren Preisen zu verkaufen.

Ausschreitungen und Gewalt waren die Folge, wenn Getreide aus Dörfern, in denen die Bevölkerung hungerte, weggeschafft wurde. Die Liberalisierung des französischen Getreidehandels 1774 durch Generalkontrolleur Turgot fiel mit einer Missernte zusammen, was einen folgenschweren Aufruhr, den so genannten Mehlkrieg, hervorrief. Oft standen Frauen bei der Auslösung der städtischen Hungerrevolten an der Spitze; Marie Louise Jardin schlug einen Getreidekaufmann in Beaumont-sur-Oise, als sie hochschwanger war und kurz vor der Entbindung stand. Sie kam mit einer Rüge davon, wie viele andere Frauen, deren Handlungen von den Beamten als Erfüllung ihrer Haushaltspflichten verziehen wurden. Im Gegensatz dazu waren es Männer, die sich zusammenrotteten, um in die Höfe Wohlhabender einzudringen und Getreide während des Transportes per Karren oder Fähre gewaltsam an sich zu bringen – die Felder und Landstraßen waren den Männern vorbehalten. Wurden sie festgenommen, so erwartete sie eine harte Gefängnisstrafe oder sogar der Galgen. Nichtsdestotrotz hielten sie ihre Sache für eine gerechte und handelten aus einem deutlichen Gefühl für das Allgemeinwohl heraus.

Unbeeindruckt von einem Jahrhundert der Getreideaufstände gewann die britische Oberschicht immer stärker die Überzeugung, dass die politische Ökonomie des freien Marktes das öffentliche Wohlergehen garantiere. In *The Wealth of Nations* (1776) tat Adam Smith die Vorbehalte gegenüber der Marktbeherrschung durch Aufkauf als Aberglauben ab, der eine gut funktionierende Wirtschaft nur behindere. Thomas Malthus wollte mit *An Essay on the Principle of Population* (1798) zeigen, dass die menschliche Fortpflanzung langfristig immer die landwirtschaftliche Produktion übersteige. Nur Naturkatastrophen – Hungersnöte, Seuchen und Kriege – könnten das Bevölkerungswachstum kontrollieren. Im Glauben, dass höhere Löhne die Arbeiterklassen lediglich dazu ermunterten, mehr Kinder in die Welt zu setzen, zogen viele Liberale des 19. Jahrhunderts den düsteren Schluss, Anstrengungen zur Linderung von Armut seien letztlich sinnlos.

Die französischen Herrscher teilten Adam Smiths Glauben an den Markt als ein wirksames Mittel zur Getreideverteilung, nicht aber dessen Vertrauen in die Fähigkeit des Marktes, ohne Hilfe des Staates funktionieren zu können. Während des gesamten 18. Jahrhunderts beteiligten sich örtliche Beamte wiederholt an Getreideverkäufen, um die Preise niedrig zu halten, ohne jedoch die Kaufleute an ihrem Tun zu hindern. Während der revolutionären Erhebungen nach 1789 pendelte die Politik heftig zwischen radikaler Liberalisierung und drakonischen Preiskontrollen hin und her. Das Versagen beider Extreme bewies, dass kompliziertere staatliche Aktionen zur Schaffung von Marktanreizen notwendig waren, während gleichzeitig die unmittelbaren Bedürfnisse der hungrigen Verbraucher weiter befriedigt werden mussten. Die wiederhergestellte Monarchie entwickelte ein kunstvolles System von Getreidereserven und Kreditmechanismen, um in Krisenzeiten Marktzusammenbrüche zu vermeiden, und die Lockerung dieser Regulierungsmaßnahmen mag zu den Unruhen von 1848 beigetragen haben. Um 1860 war der Freihandel bei Getreide erreicht worden, nicht durch den Markt, sondern durch staatliche Intervention. Somit verfolgte Frankreich bei der Nahrungsverteilung eine aktivere politische Ökonomie als England, doch sogar die französische Elite schien gleichgültig im Vergleich mit dem chinesischen Engagement für das Allgemeinwohl.

Chinas ganz normale Getreidespeicher

Obwohl die Qing-Dynastie (1644–1911) von den Mandschu-Invasoren gegründet worden war, trachtete sie danach, die Gebräuche ihrer chinesischen Untertanen zu bewahren. Kaiser Kangxi (herrschte 1661–1722) eroberte große Gebiete der Mongolei, Zentralasiens und Tibets, aber er war auch ein hingebungsvoller konfuzianischer Gelehrter, der dafür sorgte, dass ein ziviles Speichersystem für Getreide aufgebaut wurde, das letztlich eine Million Tonnen Getreide fasste. Aus Furcht vor sozialen Unruhen durch das ungezügelte Streben nach Wohlstand zögerten die Beamten nicht, auf den Getreidemärkten zu intervenieren und so Hilfe in Hungersnöten zu gewährleisten. Chinesische Herrscher erkannten nichtsdestotrotz die immens wichtige Rolle der Kaufleute bei der Getreideverteilung. Da ungemein viele Menschen am Rande des Existenzminimums lebten, konnten die Beamten die miteinander konkurrierenden Nahrungsansprüche nicht völlig ins Gleichgewicht bringen, was zu Ausbrüchen von Gewalt führte.

Die Getreidespeicher erreichten ihren höchsten Wirkungsgrad in der Mitte des 18. Jahrhunderts und linderten die Not unter den Bauern, die früher von den Wucherzinsen der Kaufleute abhängig gewesen waren, um die mageren Frühjahrsmonate zu überleben. Die örtlichen Beamten boten armen Familien niedrig verzinsliche Getreidedarlehen, die in der Erntezeit zurückgezahlt wurden, was für einen regelmäßigen Austausch des gelagerten Getreides sorgte, so dass das Getreide nicht in den Speichern verrottete. Die Provinzbürokratie mobilisierte auch im Fall von Naturkatastrophen Reserven, indem sie Getreide in von Hungersnot betroffene Gebiete schickte. Doch die Qing-Kaiser betrachteten das normale Getreidespeichersystem nie als Ersatz für den privaten Handel. Das System hatte nur begrenzten Einfluss in Regionen, die bereits über Märkte gut versorgt wurden, wie etwa das Jangtse-Tal oder die Hauptstadt, Peking. Die Kaufleute behielten auch eine entscheidende Vermittlerrolle beim Transport von Nahrungsmitteln aus Gegenden mit Überschüssen in solche mit hohen Preisen; die Bürokraten fingen erst mit der Umverteilung der Reserven an, wenn aufgrund des Versagens des Marktes eine großflächige Hungersnot drohte.

Wie in Europa rief die Befürchtung, dass Getreide zu weit entfernten Märkten weggeschafft werden sollte, Aufstände der hungrigen Massen hervor. Während eines Engpasses 1742 und 1743 führte Chen Hongmou, der Gouverneur der Provinz Jiangxi, die Tatsache, dass die Bevölkerung Getreide auf diese Weise in ihren Besitz brachte, auf die Habgier der reichen Landbesitzer und Kaufleute zurück: »Sie meinen, die Reispreise werden weiter steigen. Deshalb wollen sie nicht zu den gegenwärtigen Preisen verkaufen.« Doch die Beamten konnten den Getreidetransport nicht völlig einschränken, ohne noch größere Not zu riskieren. Hungerrevolten im China des 18. Jahrhunderts waren auf die schwierige Koexistenz lokaler und weit entfernt liegender Märkte zurückzuführen, anders als die europäischen Erhebungen zur gleichen Zeit, die durch den Wandel von Subsistenzwirtschaft zu kapitalistischer Marktorientierung ausgelöst wurden.

Gegen Ende des 18. Jahrhunderts war das Getreidespeichersystem ebenso wie die Qing-Dynastie allmählich im Niedergang begriffen. Zunehmende Forderungen der Militärs, die auf Unterdrückung der Erhebungen zielten, standen den Bedürfnissen der Zivilbevölkerung entgegen, und es gab viel Korruption und Inkompetenz unter den lokalen Beamten. Die daraus folgenden Unruhen lassen sich mit der Situation eines anderen im Niedergang befindlichen Reiches am ganz anderen Ende des asiatischen Kontinentes vergleichen.

Das Osmanische Reich

Auf dem Gipfel ihrer Macht im 16. Jahrhundert herrschten die osmanischen Sultane über ein Gebiet vom Balkan bis zum Persischen Golf und über ganz Nordafrika. Diese mächtigen Herrscher hatten umsichtig die Versorgung der Städte beaufsichtigt; in der Tat hing ihr Status innerhalb der islamischen Welt großenteils von der Gewährleistung einer geregelten Nahrungsmittelversorgung in den heiligen Städten Mekka und Medina ab. Im 18. Jahrhundert verlor die Zentralregierung allmählich die Kontrolle über die Steuereinnahmen an lokale Potentaten. Öffentliche Dienste innerhalb des Reiches waren immer von privater Wohltätigkeit abhängig gewesen, aber der geschwächte Staat war zunehmend nicht mehr in der Lage, die Nahrungsmittellieferungen vom Land sicherzustellen. Das gewöhnliche Volk, das von korrupten Gouverneuren gepeinigt wurde, forderte in Notzeiten vergebens Hilfe.

Das Unvermögen der Sultane, das Reich zu kontrollieren, trug zum Niedergang der Landwirtschaft und zum Bevölkerungsrückgang in einer Zeit bei, die in anderen Teilen der Welt nie da gewesenes Wachstum sah. In guten Jahren konnten die ertragreichen Felder Anatoliens, Ägyptens und Syriens die Städte ernähren, aber die Regierung schränkte den Getreidetransfer zwischen den Provinzen ein, so dass lokale Missernten zu beträchtlichem Leid führten. Gleichzeitig litten die Bauern unter Verschuldung und Furcht vor beduinischen und kurdischen Nomaden. Die Bauern wandten sich daher oft dem Straßenraub zu oder flohen in die Städte, und am Ende des 18. Jahrhunderts konnten nicht einmal mehr die wohlhabenden landwirtschaftlichen Gebiete den Bedarf der lokalen Bevölkerung decken.

Für Stadtbewohner verschlimmerte die Korruption der Beamten die durch ländliche Unruhen und Missernten entstandenen Probleme. Die

Regierungen ordneten Preiskontrollen an, unternahmen aber wenig zu ihrer Durchsetzung, und lokale Beamte profitierten oft persönlich vom Getreidehandel. Während der Hungersnot von 1787 agierten Janitscharen-Offiziere in Aleppo als Mittelsmänner und verkauften Nahrungsmittel auf dem Schwarzmarkt. Als protestierende Mengen sich vor den Scharia-Gerichtshöfen versammelten, wurden sie von Truppen auseinandergetrieben. Ohne Unterstützung durch örtliche Eliten hatten die Armen wenig Chance, sich Gehör zu verschaffen. Das Beispiel des Osmanischen Reiches belegt, dass eine stabile Regierung nötig war, um das Wohlergehen der Menschen zu sichern, aber deren Vorhandensein allein reichte auch nicht aus, wie sich in Irland zeigte.

Die Große Hungersnot in Irland

Wenn sich Regen und Frost auch schon früher verheerend auf die Kartoffelernte ausgewirkt hatten, sah doch im Jahr 1845 niemand das Ausmaß der Tragödie vorher, als ein amerikanischer Pilz, *Phytophthora infestans*, mit der Kartoffel das Hauptnahrungsmittel von drei Millionen irischen Bauern befiel. Die schlugen sich den Winter über mühsam durch, pflanzten im Frühjahr die Knollen, die überlebt hatten, und mussten dann erleben, dass die Pflanzenkrankheit mit den ersten Regenfällen erneut auftrat. Die gesamte Kartoffelernte von 1846 ging verloren, und im Dezember meldeten die Zeitungen: »Krankheit und Tod allüberall – die einst kräftigen Menschen sind zu ausgemergelten Skeletten abgemagert – Fieber, Ödeme, Durchfälle und Hungersnot wüten in jeder elenden Behausung und raffen ganze Familien dahin.« Bis 1850 waren beinahe 100 000 Menschen an Ernährungskrankheiten gestorben oder schlichtweg verhungert, und weitere 500 000 erlagen Infektionen. Die Gesamtmortalität während der Jahre der Großen Hungersnot *(Irish potato famine)* überstieg die Millionengrenze, und eine gleich hohe Anzahl von Menschen emigrierte aus Irland. Doch die bitterste Ironie überhaupt lag im Erfolg der örtlichen Getreideernten, denn während die Menschen auf den Straßen starben, liefen aus irischen Häfen Schiffe mit Nahrungsmitteln aus, die für die englischen Märkte bestimmt waren.

Im 16. Jahrhundert war Irland ein Weidewirtschaft treibendes Land mit etwa einer Million Einwohnern, die weitgehend von Milchprodukten lebten. Als die englischen Invasoren die Macht im Land übernahmen, ernährten sich die Iren von den neu ins Land gekommenen Kartoffeln. Die aus den Anden stammende Knolle erwies sich für den Boden als gut geeignet, und zwischen 1700 und 1845 vervierfachte sich die Bevölkerung von ungefähr zwei Millionen auf 8,5 Millionen Menschen. Bis zum 19. Jahrhundert war die irische Bevölkerungsmehrheit von dieser einen Nahrungsquelle völlig abhängig geworden. Arbeiter aßen regelmäßig fast fünf Kilogramm Kartoffeln am Tag und tranken dazu Milch. Doch dieses gesunde, wenn auch eintönige Nahrungsmittel erwies sich tragischerweise als anfällig für plötzlichen Krankheitsbefall.

Für viele Beobachter bestätigte die Große Hungersnot die düsteren Schlussfolgerungen von Thomas Malthus. Billige Kartoffeln hatten das Bevölkerungswachstum weit über die langfristige Ertragskraft des Bodens hinaus gefördert. Hungersnöte hatte es bereits 1740, 1799 und 1816 gegeben, und Missernten traten in den 1820er und 1830er Jahren häufiger auf. Dieser Deutung zufolge war Irland zum Hungern bestimmt. Dennoch war die Insel nach kontinentaleuropäischen Maßstäben nicht dicht bevölkert, und selbst Malthus hatte die Katastrophe nicht vorhergesehen: »Obwohl es ziemlich sicher ist, dass die Bevölkerung Irlands nicht auf Dauer im derzeitigen Maße weiter anwachsen kann, ist es doch genauso sicher, dass die Bevölkerungszunahme nicht *plötzlich* zum Stillstand kommen wird.«

So groß das Versagen der Natur auch war, dasjenige der Politik kam ihm gleich. Das Parlament hatte 1838 ein Armengesetz erlassen, aber Irlands hungernde Massen hebelten das System vollständig aus. Die Ernährung war in den Gefängnissen tatsächlich besser als in den Armenhäusern, und die Insassen dort wurden oft nur kriminell, um an mehr Essen heranzukommen; die Gefängnisbeamten kürzten schließlich die Rationen, um die Versuchung zum Diebstahl zu verringern. Im Jahre 1847 öffnete die Regierung eine Reihe von Suppenküchen und schloss sie innerhalb von sechs Monaten wieder, und die Tragödie verlängerte sich bis ans Ende des Jahrzehnts. Der Premierminister zog auch keineswegs ein Verbot der irischen Getreideexporte in Erwägung. Die Zerstörung der Kartoffelpflanzen geschah so plötzlich und vollständig, dass nichts die Krise hätte gänzlich abwenden können, aber die englische Huldigung der politischen *Laissez-faire*-Ökonomie verschlimmerte das Leiden von Millionen Iren.

Schlussfolgerung

Die Erfahrung des 18. Jahrhunderts belegt eindeutig, dass Hunger ebenso sehr ein Problem der Verteilung wie der Produktion war. Missernten führten zum Ausbruch von Krisen, aber ihre Folgen wurden durch politische und wirtschaftliche Gegebenheiten bestimmt, die schon zuvor bestanden hatten. Der Hunger war oft die Ursache für Gewalt, aber allgemeine Erwartungshaltungen prägten ebenfalls den Verlauf der anschließenden Hungerrevolten.

Das allgemeine Wohlergehen hing gleichermaßen vom Funktionieren der Märkte und von der verantwortlichen Handlungsweise der Regierungen ab. Das im Niedergang befindliche Osmanische Reich veranschaulichte den Teufelskreis, in den die Versorgung geraten konnte, wenn Amtsträger schließlich aus der Not ihrer Untertanen Profit zogen. Im Gegensatz dazu zeigte das Beispiel Chinas, dass eine Regierung, die sich für das öffentliche Wohlergehen einsetzte, ihre Bevölkerung ernähren konnte, selbst wenn die Bevölkerungszahl die ökologischen Grenzen des Landes überstrapazierte. Funktionierende Märkte waren entscheidend für die effiziente Verteilung von Getreide, aber sie allein konnten das Wohlergehen der ärmsten Bevölkerungsteile nicht garantieren, wie die irische, durch die Kartoffelseuche verursachte Hungersnot auf so tragische Weise bewies.

Die entscheidende Rolle der Versorgung zu berücksichtigen, kann auch hilfreich sein, um die landläufigen Vorstellungen über Europas Stellung in der Weltgeschichte zu überdenken. Wissenschaftler stellen der chinesischen Dekadenz in der frühen Neuzeit oft die europäische Dynamik gegenüber. Wenn beide Gebiete vergleichbare Hungerrevolten erlebten, aber nur der Westen als deren Folge den Wandel zur Moderne vollzog, könnte man folgern, dass soziale Verwerfungen einen Preis darstellten, den es zu zahlen wert war. Doch man sollte nicht die Unterschiede zwischen einer »traditionellen« moralischen Ökonomie und einer »modernen« politischen Ökonomie überbewerten, denn beide versuchten letztlich, politische Moral und kaufmännische Wirtschaftslehren ins Gleichgewicht zu bringen. Überdies kann dieses Argument demographische Unterschiede nicht erklären. China hätte keine *Laissez-faire*-Politik betreiben können, ohne unzählige Millionen Menschen dem Hunger auszuliefern. Und hätten andererseits die englischen Parlamentarier die klassischen konfuzianischen Schriften gelesen, hätten dann wohl die schlimmsten Auswirkungen der Kartoffelseuche verhindert werden können?

Die modernen Gesellschaften, ob nun weise oder schlecht regiert, existierten unter den Zwängen, welche die landwirtschaftliche Produktivität vorgab. Bis zum Aufkommen der Industrialisierung blieb das wirtschaftliche Wachstum primär eine Funktion der Bevölkerung. Der Übergang zur modernen Welt versprach vor allem weniger Hunger, doch das von Malthus gezeichnete Schreckgespenst suchte weiterhin sogar wohlhabende Industriegesellschaften heim.

Weiterführende Literatur

Zu Europa:
E. P. Thompson, The Moral Economy of the English Crowd in the Eighteenth Century, in: Past and Present 50 (1971), S. 76–136.
Steven Laurence Kaplan, Provisioning Paris: Merchants and Millers in the Grain and Flour Trade during the Eighteenth Century, Ithaca 1984.
Cynthia A. Bouton, The Flour War: Gender, Class, and Community in Late Ancien Régime French Society, University Park 1993.
Judith A. Miller, Mastering the Market: The State and the Grain Trade in Northern France, 1700–1860, Cambridge 1999.
L. A. Clarkson / E. Margaret Crawford, Feast and Famine: Food and Nutrition in Ireland 1500–1920, Oxford 2001.

Zu China:
Pierre-Étienne Will / R. Bin Wong, Nourish the People: The State Civilian Granary System in China, 1650–1850, Ann Arbor 1991.
R. Bin Wong, China Transformed: Historical Change and the Limits of European Experience, Ithaca 1997.

Zum Osmanischen Reich:
Rhoads Murphey, Provisioning Istanbul: The State and Subsistence in the Early Modern Middle East, in: Food and Foodways 2 (1988), S. 217–63.
Abraham Marcus, The Middle East on the Eve of Modernity: Aleppo in the Eighteenth Century, New York 1989.

TEIL II
Der Geschmack der Moderne

Die größere räumliche Verbreitung von Nahrungsmitteln in der frühen Neuzeit steigerte weltweit die landwirtschaftliche Produktivität und das Bevölkerungswachstum, aber die meisten Menschen kochten und aßen im Grunde auf die gleiche Weise, wie sie das früher getan hatten. Die Industrialisierung des 19. Jahrhunderts veränderte hingegen ebenso radikal die Zubereitungsweise der Nahrung wie auch die Nahrung selbst. Eisenbahnen und Dampfschiffe schafften Obst, Gemüse und Fleisch von Märkten auf der anderen Seite der Kontinente und jenseits der Ozeane herbei und veränderten die Versorgungsnetzwerke nicht nur in Westeuropa und Nordamerika, sondern auch in den entlegensten Gebieten Afrikas, Asiens, Australiens und Lateinamerikas. Gleichzeitig verlagerte die industrielle Produktionstechnik zunehmend die Nahrungszubereitung von den häuslichen Küchen in entfernte Fabriken. Diese Veränderungen hatten weitreichende soziale Auswirkungen.

Durch Nutzbarmachung neuer mechanischer Energiequellen und Neuorganisation der Produktionsmethoden beschleunigte die Industrialisierung das Tempo des modernen Lebens. Die Fertigungsweise in Fabriken veränderte zuerst den Arbeitsplatz, indem sie das selbst bestimmte Tempo der landwirtschaftlichen Arbeit durch die erbarmungslosen Rhythmen von Maschinen ersetzte. Der Schlachthof stellt ein besonders dramatisches Beispiel für die neue Produktionsweise dar. Nicht länger zerlegten gelernte Handwerker Fleisch von frisch geschlachteten Tieren für die wartenden Verbraucher. Stattdessen verrichteten Arbeitsteams, die aus ungelernten Kräften bestanden, sich ständig wiederholende Aufgaben, indem sie etwa in Fabriken des amerikanischen Mittleren Westens mechanisch Vieh zerlegten, das dann entweder in Dosen verpackt oder in Kühleisenbahnwaggons zu entfernten Märkten verfrachtet wurde. Im Verlauf des folgenden Jahrhunderts erreichten auch unzählige andere Industrien, deren Produkte von Brot über Bier und eingemachtem Obst bis zu Tiefkühlgemüse reichten, einen ähnlichen Effizienzgrad in der Herstellung. Die Massenproduktion steigerte somit die Mengen der Nahrungsmittel und anderen Konsumgüter ganz außerordentlich, die für Arbeiter zugänglich waren. Diese Produktionsmengen wurden in der Tat mit dem rapide wachsenden Grad der Urbanisierung notwendig, da die traditionellen Versorgungsquellen die moderne Nachfrage nicht mehr adäquat decken konnten.

Doch diese neue Verbraucherkultur brachte neben Fülle auch Ängste mit sich. Dadurch dass die Nahrungsmittel immer mehr zu standardisierten Handelswaren wurden, entstanden abstrakte Formen des wirtschaftlichen Handels – Terminbörsen für Winterweizen, der noch gar nicht gesät war, oder für Bäuche von Schweinen, die noch nicht geschlachtet waren –, und die Bauern wurden der Gnade von Profiteuren und Spekulanten ausgeliefert. Weil Verbraucher nicht mehr unmittelbaren Zugang zu den Produktionsquellen ihrer Nahrungsmittel hatten, mussten sie neue Methoden finden, um die Zuträglichkeit dessen, was sie aßen, zu bestimmen. Die Namen von Handelsmarken ersetzten die lokaler Kaufleute, was die vormoderne Ökonomie mit ihren moralischen Aspekten veränderte und neue Anforderungen an die Regierungsaufsicht stellte. Auch die Geschlechterrollen kamen ins Wanken, da die Frauen die häusliche Produktion verließen und dem industriellen Arbeitsmarkt zur Verfügung standen.

Unterdessen nahm die politische Moderne in einer Reihe von Revolutionen Gestalt an, die Monarchien stürzten und sie durch Nationalstaaten ersetzten. Erhebungen in der gesamten atlantischen Welt begannen, die Vorrechte der Eliten infrage zu stellen und demokratischere Regierungsformen zu fordern. Die höfische Kultur fiel ebenfalls dem Ideal der Volkssouveränität zum Opfer, als die neu erstarkten Mittelschichten begannen, ihren eigenen Geschmack in bewusster Abgrenzung zum Erbadel zu behaupten. Die Französische Revolution von 1789 schuf die erste nationale Küche, da Restaurants, Kochbücher und andere Feinschmeckerliteratur die Speisen der Elite zunehmend breiteren Bevölkerungsschichten zugänglich machten. Doch hinterließen die Franzosen ein vielschichtiges Erbe, indem sie einerseits andere Nationen ermunterten, das Ernährungsthema vor den Karren nationaler Einheit zu spannen, andererseits aber eine neue und exklusive Esskultur bereitstellten, die es nationalen Eliten anderswo erlaubte, sich von den lokalen Massen abzugrenzen. Solche gesellschaftlichen Widersprüche vereitelten im 19. Jahrhunderte viele Versuche, Nationalküchen entstehen zu lassen. In den Vereinigten Staaten hingegen verschmolz die nationale Kochweise nicht mit der elitären Küche, sondern eher mit dem Massenmarkt der industriellen Nahrungsmittelfertigung. Nationale Rivalitäten ermunterten zusammen mit industrieller Produktion die europäischen Mächte, ihre Hegemonie über den Großteil der Welt durchzusetzen. Ihre Fortschritte auf den Gebieten der Militärtechnik, des medizinischen Wissens sowie der Kommunikation und des Transportwesens ermöglichten es relativ kleinen Armeen der Kolonialmächte, zahlenmäßig überlegene afrikanische und asiatische Gegner zu besiegen. Währenddessen nutzten Siedler in Nord- und Südamerika dieselben Vorteile aus, um die indigenen Völker von fruchtbaren Landflächen zu vertreiben. Als eine Folge kolonialer Expansion gewannen die westlichen Großmächte die Kontrolle über riesige Gebiete für tropische Plantagen und Viehzucht und sorgten so für die materielle Grundlage der Überfülle an Nahrungsmitteln in der westlichen Welt.

Die Europäer nutzten auch die neu entwickelte Ernährungswissenschaft, um ihre globale Expansion zu rechtfertigen. Der Glaube an die eigene kulturelle Überlegenheit, der schon früher die spanischen Konquistadoren und Missionare angetrieben hatte, Weizen und Viehbestände nach Nord-, Mittel- und Südamerika zu verpflanzen, trug auch dazu bei, die Kolonialmächte des 19. Jahrhunderts, Großbritannien und Frankreich, von der wohltätigen Natur der Kolonialherrschaft zu überzeugen. Ernährungsgrundsätze fanden in der Heimat außerdem Anwendung, um die Abweisung einwanderungswilliger Arbeiter zu rechtfertigen, die an die fleischhaltige Ernährungsweise in Westeuropa nicht gewohnt waren. Diese angeblich wissenschaftlichen Argumente basierten nicht auf soliden medizinischen Beweisen, sondern vielmehr auf den Vorurteilen der herrschenden Klassen in Hinblick auf Rasse und Kultur. Überdies unternahmen die Kolonialherren in der Praxis wenig, um den Ernährungszustand ihrer Untertanen zu verbessern.

Nichtsdestotrotz war die Globalisierung der Nahrung im 19. Jahrhundert nicht allein das Produkt kolonialer Machtentfaltung. Die Kolonialherren fanden tatsächlich oft Geschmack am Essen ihrer Untertanen. Beispielsweise wurden indisches Curry und Chutney wichtige Bestandteile der britischen Kost. Die proletarischen Wanderbewegungen, die die Arbeitskräfte für die Industrialisierung stellten, trugen in dieser Epoche ebenfalls zur Ausbreitung von Ernährungsgewohnheiten bei. Während französische Küchenchefs internationale Berühmtheit erlangten, leisteten bescheidenere chinesische und italienische Köche die Hauptarbeit, sogar in vermeintlich französischen Küchen.

1 Die industrielle Küche

Vor dem 19. Jahrhundert konnte nur die Oberschicht täglich Weißbrot und Fleisch zu sich nehmen. Mit dem Aufkommen der industriellen Massenproduktion wurden diese und viele andere Nahrungsmittel in der westlichen Gesellschaft zunehmend als alltägliche Grundnahrungsmittel betrachtet. Doch wenngleich die Furcht vor dem Hunger verschwunden ist, sind durch die moderne Ernährungsweise eine Menge neuer Unsicherheiten entstanden.

Wissenschaftler diskutieren seit langem, ob die Industrialisierung den einfachen Arbeitern ein besseres Leben und eine bessere Ernährung erlaubte. Es besteht allgemeiner Konsens darüber, dass die meisten Menschen in Großbritannien von den Veränderungen zwischen 1750 und 1820 nur wenig Vorteile hatten, wohingegen die Einkommen in der Zeit nach 1850 im Allgemeinen stiegen. Die dazwischen liegenden Jahre werden noch kontrovers diskutiert; einige Fabrikarbeiter bekamen beträchtlich höhere Löhne, aber durch die Inflation und die wachsende soziale Ungleichheit mussten möglicherweise zwei Drittel der britischen Bevölkerung bei stagnierenden Einkommen ums Überleben kämpfen. Der Verzehr stieg bei den Hauptgetreidearten und bei Fleisch, Tee und Zucker vor 1845 tatsächlich kaum an. Die Arbeiter in Kontinentaleuropa und in den Vereinigten Staaten sahen sich mit ähnlichen Entbehrungen konfrontiert, da ganze Generationen bei der nur »tröpfchenweisen Verteilung« des industriellen Wohlstands nach unten leer ausgingen.

Als die Ernährungssituation für die breite Bevölkerung tatsächlich besser wurde, war der Preis dafür die wachsende Distanz zwischen Produzent und Verbraucher. Stadtbewohner waren bei der Nahrungsmittelversorgung immer vom Land abhängig gewesen und mussten sich vor preistreiberischen Kaufleuten und skrupellosen Nahrungspanschereien in Acht nehmen. Dennoch veränderte sich die Bedeutung des Begriffs »Bekömmlichkeit« grundlegend, als Nahrungsmittel aus der ganzen Welt per Eisenbahn und Dampfschiff einzutreffen begannen. Die Frische des Fleisches ergab sich nicht mehr daraus, vor wie kurzer Zeit es geschlachtet worden war, sondern vielmehr aus seiner Verpackung und Kühlung. Die Einkäufer, die früher die Qualität der Nahrungsmittel durch Riechen und Betasten selbst beurteilt hatten, mussten sich zunehmend auf das Etikett auf einer Dose verlassen. Die Bauern begannen unterdessen, zu einem Standardpreis an riesige Lagerhäuser zu verkaufen, anstatt einzelne Säcke auf den Markt zu schaffen, für die der Preis je nach Prallheit und Reinheit des Getreides ausfiel. Nahrungsmittel wurden zu austauschbaren Waren, wobei sie jegliche Verbindung mit dem Ort, an dem sie produziert wurden, verloren.

Die Industrialisierung führte außerdem zu einer Verschiebung im globalen Machtgleichgewicht, ein Prozess, der bereits mit dem Kolumbianischen Austausch begonnen hatte. Nun konnten die Europäer den materiellen Reichtum entfernter Kontinente effizienter ausbeuten. Die riesigen Ebenen in den gemäßigten Zonen Australiens, Argentiniens, Kanadas und der Vereinigten Staaten wurden zu Brotkörben und Weideflächen, um die wachsenden Heere von Fabrikarbeitern zu ernähren. Tropische Regionen steuerten ebenfalls immer größere Mengen an Zucker, Schokolade, Kaffee und Tee wie auch an Bananen und anderen Früchten bei, die bis dahin in nördlichen Klimaregionen nicht verfügbar gewesen waren. Obwohl die Europäer die größten Vorteile aus den neuen Technologien zogen, waren die Menschen außerhalb der westlichen Welt von den Industriemächten nicht völlig abhängig. Studenten aus Afrika, Asien und ganz Amerika reisten nach Europa, um hier neue wissenschaftliche Methoden zu erlernen, die sie dann auf die Nahrungsmittelproduktion ihrer Heimatländer übertrugen. So mechanisierten im 19. Jahrhundert mexikanische Erfinder das Maismahlen, während nigerianische Bauern die Palmölproduktion modernisierten.

Neue Technologien

Die Fertigungsweise in Fabriken, mit der eine Massenproduktion durch Mechanisierung erreicht werden sollte, fand bereitwillige Anwendung in der nahrungsverarbeitenden Industrie. Neue Konservierungsmethoden, vor allem die Konservenfabrikation und die Kühlung, erlaubten eine derartige Massenproduktion, dass die Fabriken genug Nahrungsmittel zur

Versorgung ganzer Großstädte herstellen konnten, ohne dass etwas davon verdarb oder verkam. Dampfmaschinen trieben riesige Anlagen zur Nahrungserzeugung wie auch die Schiffe und Züge an, die dann die industriell erzeugten Produkte über Kontinente und Ozeane beförderten. Die bloße Quantität, in der Nahrungsmittel im späten 19. Jahrhundert in britischen und nordamerikanischen Großstädten verfügbar waren, übertraf alles, was frühere Versorgungssysteme je erreicht hatten.

Seit alters her hatten die Chinesen in großem Umfang Salz zur Konservierung von Fisch und Sojasauce verwendet, und der eingesalzene Kabeljau aus dem Nordatlantik verbesserte noch im 16. Jahrhundert die europäische Ernährung, aber erst durch die Erfindung der Konservenfabrikation durch Nicolas Appert um 1809 trat das Essen ins Industriezeitalter ein. Die Pariser Konditoren entdeckten, wie man Fäulnis durch das Einkochen von Nahrungsmitteln in versiegelten Glasflaschen verhindert. Die Briten übertrugen diese Technik schnell auf stabile Blechdosen, die bald zur Standardverpflegung auf britischen Marineschiffen wurden. Die Verbrauchernachfrage wuchs langsamer, was zum einen an den anfänglich hohen Kosten lag und zum anderen daran, dass es schlicht keine brauchbaren Dosenöffner gab – anfangs brauchte man dazu Hammer und Meißel. Nichtsdestotrotz begannen in den 30er Jahren des 19. Jahrhunderts europäische und US-amerikanische Läden, Dosenfisch und -fleisch zu führen, später folgten Obst und Gemüse in Konservendosen.

Die Massenproduktion hing auch von einer effizienten Arbeitsaufteilung ab, was besonders für die ersten Fleischverarbeitungsbetriebe in den Staaten des amerikanischen Mittleren Westens gilt. Die um 1830 in Cincinnati gegründete Industrie beschäftigte Teams von spezialisierten Arbeitern, von denen ein jeder eine einzige, sich ständig wiederholende Aufgabe erledigte, etwa nur einen Schinken oder eine Speckseite abtrennen, bis das Schwein am Ende dieses Zerlegungsprozesses vollständig verschwunden war. Frederick Law Olmsted beobachtete: »Keine eisernen Zahnräder könnten mit gleichmäßigerer Bewegung arbeiten. Dick und drall fällt das Schwein auf den Tisch, hack, hack, hack, fallen die Hackmesser. Und alles ist vorbei.« Sowie das Fleisch in Fässern mit Salzlake abgefüllt war, wurde es auf Lastkähnen nach Osten transportiert. Zuerst war die industrielle Fertigung auf die Wintermonate beschränkt, wenn frostige Temperaturen den Fäulnisprozess verlangsamten, aber in den 50er Jahren hatte sich die Produktion dank des Eisenbahnbaus und der Eisernte auf das ganze Jahr ausgedehnt. Während des Amerikanischen Bürgerkrieges konnte Chicago

Cincinnati als Hauptstadt der Fleischverarbeitung, »Porkopolis« genannt, ablösen, weil hier mit Mais aus Iowa und Nebraska gemästete Schweine verfügbar waren.

Die Getreidevermarktung profitierte ebenfalls von neuen Formen der Standardisierung, die durch den *grain elevator* möglich wurden, einen riesigen, weit in die Höhe ragenden Lagerspeicher, der 1842 erfunden wurde. Er funktionierte mit von Dampfmaschinen angetriebenen Förderbändern, die das Getreide von oben in den Speicher hineinbeförderten, und mit abwärtsführenden Rutschen, aus denen sich das Getreide dann in bereitstehende Schiffe oder Eisenbahnwaggons ergoss. Die Schwerkraft bewegte das Getreide effizienter, als dies Schauerleute mit Rupfensäcken zu tun vermochten, und die großen Speicher von Chicago beherrschten die Weltmärkte von den späten 50er Jahren an. Da das Korn nicht mehr in Säcken abgepackt war, wurde das Getreide der einzelnen Farmer unterschiedslos miteinander vermischt, und die willkürliche Trennlinie zwischen erst- und zweitklassigem Sommerweizen gab für die Farmer des Mittleren Westens oft den Ausschlag zwischen wirtschaftlichem Überleben oder Bankrott. Die Eisenbahnen kurbelten die Produktion auch in anderen Gegenden mit gemäßigtem Klima an; Ende des 19. Jahrhunderts wurden die riesigen Grasflächen der argentinischen Pampa in landwirtschaftliche Flächen umgewandelt, obwohl die Landwirte der Gnade von Getreidekaufleuten wie etwa Ernesto Bunge (genannt »der Krake«) ausgeliefert blieben. Der weltweite Verfall der Weizenpreise, der unzählige Erzeuger ruinierte, bescherte nichtsdestoweniger den Fabrikarbeitern billiges Brot.

Gleichzeitig brachten die verbesserten Fabrikationsmethoden stärker verarbeitete Nahrungsmittel mit sich. Traditionelle Mühlsteine hatten den Weizen einfach pulverisiert, wobei Randschichten und Öle im Mahlgut verblieben und schnell ranzig wurden. Ungarische Mahlwerke, die ab 1840 aufkamen, entfernten zunehmend die äußeren Schichten des Korns und ergaben reineres, weißeres Mehl. Währenddessen brachten britische Ingenieure die Reisverarbeitungsmaschinen auf den neuesten Stand, was den Import von unverarbeitetem Paddyreis (der lediglich getrocknet und gewaschen war) statt des schon verarbeiteten Getreides aus Asien ermöglichte – ein Beispiel dafür, wie die europäische Industrialisierung zur Entindustrialisierung anderswo führte. Sogar die Schokoladenherstellung wurde 1828 mit der holländischen Erfindung einer Presse zur Entfernung überschüssiger Kakaobutter verbessert, wodurch eine glattere Trinkschokolade entstand und später die Massenfertigung von Süßwaren erleichtert wurde. Einfache Leute konnten sich jetzt Nahrungsmittel kaufen, die früher als Luxus gegolten hatten, obwohl Weißbrot und polierter Reis tatsächlich weniger nährstoffreich als die dunkleren Vollkornsorten sind.

Die mechanische Kühlung stellte ebenfalls einen wichtigen Durchbruch dar, weil sie die Vorhaltung von frischem Rindfleisch für die städtischen Konsumenten erleichterte. Anders als Schweinefleisch, das Räuchern und Pökeln gut verträgt, wird Rindfleisch hart und geschmacklos, wenn man es einsalzt und trocknet. Deshalb wurden die Rinder in Argentinien, Australien und Texas oft nur wegen ihrer Häute geschlachtet, und das Fleisch ließ man verderben. Im Jahre 1867 eröffneten Cowboys den Chisholm Trail, auf dem sie texanische Longhorn-Rinder nach Norden zum Endbahnhof Abilene in Kansas trieben, von wo aus das Vieh zu den Märkten im Osten verfrachtet wurde. Doch der Lebendviehtransport hatte kaum begonnen, als George Hammond zum ersten Mal Rindfleisch in Kühlwaggons auf der Eisenbahn verschickte; innerhalb eines Jahrzehnts waren solche Kühlwaggons rentabel geworden. Die in Chicago ansässigen Fleischverarbeitungsbetriebe Hammond, Swift und Armour, die dieselbe Technik auch für Schweine anwandten, beherrschten bald den US-amerikanischen Rindfleischmarkt, indem sie lokale Fleischer unterboten, die mit frisch geschlachtetem Rindfleisch auf dem Markt mitzuhalten versuchten. Die Fleischverarbeitungsbetriebe eroberten auch einen Großteil des britischen Marktes, weil australisches und argentinisches Fleisch zur Vermarktung in Großbritannien tiefgefroren sein musste und deshalb niedrigere Preise erzielte als das nordamerikanische gekühlte Rindfleisch.

Industriell erzeugte Nahrungsmittel erlangten durch eine Revolution der Geschäftswelt mit Hilfe von Werbung und Einzelhandel eine breite Akzeptanz bei den Verbrauchern. In den 70er Jahren baute Thomas Lipton, ein Kaufmann aus Glasgow, ein Handelsimperium im Lebensmittelbereich auf, indem er erschwingliche Produkte in Konservendosen verkaufte, und die Atlantic and Pacific Tea Company eröffnete in den Vereinigten Staaten eine günstige Ladenkette *(economy stores)*. Markennamen wie Lipton und A&P halfen, die zunehmende Kluft zwischen industriellen Herstellern und gewöhnlichen Verbrauchern zu überbrücken. Um die Jahrhundertwende ersann H. J. Heinz endlose Werbeknüller – von Anstecknadeln in Form von Miniaturgurken bis zu einem Vergnügungspier in Atlantic City –, um den Verkauf seiner 57 verschiedenen Konserven anzukurbeln. Die National Biscuit Company widmete ihrem Cracker namens »Uneeda« ebenfalls eine verschwenderische Werbekampagne. Wettbewerbern mit ebenso albernen Markennamen, aber ohne vergleichbare Werbebudgets gelang es nicht, den Marktanteil von Nabisco zu schmälern. Die gewaltigen Investitionen in Fabriken und Distributionssysteme erforderten also ebensolche Werbemaßnahmen, um die Nachfrage nach verarbeiteten Nahrungsmitteln zu sichern.

Neue Nahrungsmittel

Die industrielle Revolution brachte nicht nur neuartige Methoden der Nahrungszubereitung zur Anwendung, sondern schuf auch völlig neue Nahrungsmittel. Zufallsexperimente in Pflanzen- und Tierzucht hatten im Neolithikum Landwirtschaft ermöglicht, aber der wissenschaftliche Fortschritt des 19. Jahrhunderts beschleunigte das Tempo des Wandels grundlegend. Indem sie die grundlegenden Eigenschaften der Nahrungsmittel bestimmten, entwickelten Chemiker Zusatzstoffe zur Verlangsamung von Fäulnisprozessen und künstliche Ersatzstoffe für natürlich vorkommende Produkte. Dank verbesserter genetischer Kenntnisse konnten Biologen Hybride züchten, die speziell an die Erfordernisse der Industrialisierung angepasst waren. Obwohl die Entstehung der Nahrungsmittelwissenschaft Folge von Engpässen bei frischen Produkten war, wirkte sie sich bald auf die häusliche Kochkunst aus und verlagerte Arbeit aus dem häuslichen Bereich in die Fabrik.

Die moderne Speiseölindustrie entstand als Reaktion auf die Schwierigkeit, die Stadtbewohner mit frischen Milchprodukten zu versorgen. Als 1866 die französische Regierung einen finanziell geförderten Wettbewerb zur Entdeckung eines Fettersatzes für das Militär und die Arbeiterschichten ausschrieb, inspirierte dies den Chemiker Hipolyte Mège-Mouriés dazu, die uralte Methode des Butterschlagens auch bei anderen Substanzen anzuwenden. Das neue Produkt mit dem Namen »Oleomargarine« bestand aus emulgiertem Rindertalg, entrahmter Milch, Wasser und Salz zur Geschmacksverbesserung. Da die preiswerte Margarine auf große Akzeptanz stieß, taten sich die Milchbauern zusammen, um die Fabrikanten daran zu hindern, ihr Produkt gelb zu färben und es so der Butter täuschend ähnlich zu machen. Das so genannte *compound lard*, eine ähnliche Mischung aus Baumwollsamenöl und Talg, wurde das übliche

Zubereitungsmittel für die Fish-and-Chips-Läden, die in den 60er Jahren des 19. Jahrhunderts zuerst in London und Lancashire eröffneten. Später entdeckten Wissenschaftler die Hydrogenisierung, das Sättigen von Pflanzenölen mit Wasserstoff, wodurch eine feste Konsistenz erreicht wird.

In den Vereinigten Staaten begann ein anscheinend endloser Strom von Neuheiten seinen Weg von den ernährungswissenschaftlichen Labors in die häuslichen Küchen. Gail Borden reagierte in den 50er Jahren auf den Bedarf nach weniger leicht verderblicher Milch mit der Entwicklung von Kondensmilch in Dosen. Es bedurfte jedoch nahezu weiterer 50 Jahre, bis die Campbell's Soup Company eine ähnliche Methode zur Herstellung kondensierter Suppe erfand, um das Vermarktungsproblem zu lösen, das die sperrigen großen Konserven darstellten. Mit der Eröffnung der kalifornischen *Bonanza farms,* die im Besitz von Großunternehmern waren und wie Fabriken geleitet wurden, waren Obst und Gemüse in den letzten 20 Jahren des Jahrhunderts in Fülle verfügbar, aber selbst in Eisenbahnkühlwaggons konnte frisches Grünzeug bis zur Erfindung des praktisch unverwüstlichen Eisbergsalats im Jahre 1903 kaum den transkontinentalen Transport überstehen. Nach 1920 fielen die von Hand gebackenen Brote dem genormten, in Massenproduktion hergestellten und bereits in Scheiben geschnittenen *Wonder Bread* zum Opfer.

Im Falle der Frühstückscerealien veränderte eine technologische Neuerung auf signifikante Weise die Ernährungsgewohnheiten der Menschen, indem sie die heißen Frühstücksporridges durch kalte vorgefertigte Nahrungsmittel ersetzte. Dr. John Harvey Kellogg, Direktor des Sanatoriums der Siebenten-Tags-Adventisten in Battle Creek, Michigan, erfand um 1900 die Cornflakes als Heilmittel für Patienten. Kelloggs Bruder William begann bald mit der Vermarktung dieses neuen Nahrungsmittels in der breiten Öffentlichkeit, wohingegen Charles A. Post, ein früherer Battle-Creek-Patient, ein Konkurrenzunternehmen gründete, das ein Getränk auf Getreidebasis namens *Postum* verkaufte. Obwohl kalte Cerealien das heiße Porridge als Standardfrühstück im ganzen Land weitgehend verdrängten, blieben die steingeschroteten Hafergrützen das tägliche Grundnahrungsmittel im Süden. Solcher Widerstand gegen in Massenproduktion hergestellte Nahrungsmittel wurde zunehmend üblich, als die Industrie ihre globale Reichweite ausbaute.

Neue Befürchtungen

Zu Beginn des 20. Jahrhunderts führten Ängste, dass die Industrialisierung zu sozialen Umbrüchen führen würde, zu einer Reformbewegung auf beiden Seiten des Atlantiks. Die der Mittelschicht angehörenden Reformer fürchteten sowohl das wachsende Proletariat wie auch die unkontrollierte Macht der Unternehmen. Verbraucherbewegungen traten das Erbe der moralischen Ökonomie derjenigen an, die im 18. Jahrhundert Hungerrevolten initiiert hatten, und versuchten, politische Unterstützung für eine staatliche Regulierung des Marktes zu mobilisieren.

Die Frage nach der Sicherheit von abgepackten Nahrungsmitteln regte zu hochemotionalen Reaktionen gegen den Industriekapitalismus an. Weit verbreitete Berichte über Betrug und Verfälschungen bewegten die New Yorker *Evening Post* zu dem Spottvers:

Mary had a little lamb,
And when she saw it sicken,
She shipped it off to Packingtown,
And now it's labeled chicken.

Mary besaß ein Lämmchen fein,
doch als es kränklich schnaufte,
da schickte sie's zum Schlachthof rein,
der es als »Huhn« verkaufte.

Noch beunruhigender waren die üblichen Verfahren, Nahrungsmittel mit chemischen Zusatzstoffen und Konservierungsmitteln zu versehen, die unbekannte gesundheitliche Auswirkungen hatten. Nahrungsmittel in Konservendosen enthielten Kupfer und Zinn, verschiedene Metalllegierungen wurden benutzt, um Süßigkeiten für Kinder zu färben, und dem Käse wurden Blei und Quecksilbersalze beigemengt. Die Fleischverarbeitungsindustrie setzte routinemäßig große Mengen Borax und Borsäure ein, also antiseptische Präparate, die ursprünglich zur Wundbehandlung verwendet wurden, um »Fleisch, Schinken, Speck etc. von sehr weit entfernten Orten in vollkommen frischem und einwandfreiem Zustand zu den Märkten zu befördern«.

Abgesehen von den gesundheitlichen Aspekten widersetzten sich die Verbraucher oft den durch die Industrialisierung verursachten Veränderungen ihrer Nahrungsmittel. Nahrungsmittel in Konservendosen etwa fanden, obwohl in Frankreich erfunden, bei den dortigen Arbeitern wenig Anklang, weil diese den Geschmack von frischem Fleisch und Gemüse bevorzugten. Bis die Dosenware auf breite Akzeptanz stieß, bedurfte es mehr als eines Jahrhunderts dauernder Überzeugungsbemühungen: Unterricht in häuslicher Hygiene sollte die Französinnen über die Vorteile der Konservenfabrikation aufklären, und die militärische Verpflegungspraxis brachte die französischen Männer auf den Geschmack von Konservennahrung. Gekühltes Fleisch veränderte durch den Transport erheblich seinen Geschmack. In den Vereinigten Staaten nutzten die riesigen Fleischverarbeitungsfirmen ihren Kostenvorteil, um Mitbewerber, die frisch geschlachtetes Rindfleisch anboten, vom Markt zu verdrängen. Eine Ausnahme stellten die koscheren Fleischer dar, die weiterhin die jüdischen Einwanderer in New York City versorgten. Auf den Londoner Märkten ließ sich frisches Rindfleisch mit einem beträchtlichen Aufpreis gegenüber gekühltem und tiefgefrorenem Fleisch verkaufen, bis die Umbrüche des Ersten Weltkriegs einen vollständigen Wandel der Versorgungsstruktur weg vom Frischfleisch hin zum gekühlten Fleisch verursachten. Obwohl die Massenware im Nahrungsmittelsektor schließlich andere Versorgungsquellen verdrängte, geschah dies gegen den Protest vieler Verbraucher.

Besonders fortschrittliche Reformer zeigten sich bald besorgt angesichts der Konzentration der wirtschaftlichen Macht in den Händen einiger Großunternehmen. Der Liberalismus des 19. Jahrhunderts hatte sich den Freihandel als besten Garanten des öffentlichen Wohlergehens auf die Fahnen geschrieben, doch stellte etwa die Fähigkeit der Fleischverarbeitungsbetriebe, die unabhängigen Fleischer zu vernichten, diese Überzeugung in Frage. Die ungeheuren Investitionen, die die moderne Industrie erforderte, förderten nicht den offenen Wettbewerb zwischen vielen Käufern und Verkäufern, sondern vielmehr die Kooperation einiger marktbeherrschender Firmen. Unternehmen der Nahrungsmittelindustrie schlossen sich in industriellen Trusts wie der National Packing Company, der American Sugar and Refining Company und der United Fruit Company zusammen. Doch was die »Industriekapitäne« als vorteilhafte Oligopole ansahen, weckte in der Öffentlichkeit Befürchtungen, hier gehe es um monopolistische Wuchergeschäfte von »Räuberbaronen«. Zwei Gesetze, der *Interstate Commerce Act* (1887) und der *Sherman Anti-Trust Act* (1890), versuchten, derartige Absprachen zu verhindern, obwohl es für die Anklagebehörden oft schwierig war, vor Gericht monopolistische Praktiken nachzuweisen.

Auch Frauen ergriffen politisch die Initiative, vor allem durch die Hauswirtschaftsbewegung. Moderne Feministinnen haben die ungleichen Geschlechterrollen beklagt, die in Catherine Beechers *Treatise on Domestic Economy* (1841) definiert wurden, aber um die Jahrhundertwende versuchten die Reformer, die Mutterrolle in politischen Einfluss außerhalb der häuslichen Sphäre umzumünzen. Ellen Richards, die erste Frau, die am Massachusetts Institute of Technology (1873) graduierte, betrachtete die wissenschaftliche Ausbildung als Voraussetzung für eine qualifizierte Berufslaufbahn. In der Hauswirtschaftslehre suchte man nach praktischen Lösungen für solche Probleme wie verfälschte Lebensmittel. Frauengruppen der Mittelschicht, die oft religiös orientiert waren, engagierten sich sehr für Gesundheitskontrollen durch die Regierung und erwiesen sich für Dr. Harvey Wiley, den Chefchemiker des US-amerikanischen Landwirtschaftsministeriums, als wichtige Verbündete bei seiner Kampagne für einen bundesweiten *Food and Drug Act*. Bedauerlicherweise brachte die Sorge um wissenschaftliche Anerkennung die Hauswirtschaftlerinnen oft dazu, Effizienz auf Kosten des Geschmacks anzustreben. Im Jahre 1890 unterstützte Richards beispielsweise die Gründung der *New England Kitchen*, um armen Frauen in Boston beizubringen, wie man warme Mahlzeiten und Indian Pudding, ein aus Maismehl und Melasse bestehendes Dessert der frühen amerikanischen Kolonisten, zubereitet, aber diese Schulküche schloss bald wieder aufgrund des mangelnden Interesses der Immigranten, die die Kost ihres jeweiligen Ursprungslandes dem faden nordamerikanischen Essen vorzogen.

Die Durchsetzung von Gesetzen zur Nahrungsmittelreinheit stellte einen großen Triumph der Reformbewegung dar. Städtische Gesundheitsbehörden, zu deren Hygieneaufgaben auch die Nahrungsmittelinspektion gehörte, waren bereits in der Mitte des 19. Jahrhunderts in ganz Europa und Nordamerika eingerichtet worden. Zu Zeiten des Freihandels mussten diese lokalen Institutionen freilich oft um die Durchsetzung der Gesetze kämpfen, und die Kontrolle war bei Nahrungsmitteln, die in weit entfernten Fabriken in Konserven abgefüllt wurden, umso schwieriger. Großbritannien erließ nach 1870 als erstes Land gesetzliche Regelungen gegen die Verfälschung von Nahrungsmitteln. Im Anschluss an internationale Gesundheitskongresse beschlossen im Jahr 1905 sowohl Kanada als auch Australien Gesetze, die das Verfälschen von Nahrungsmitteln verboten. Die Veröffentlichung von Upton Sinclairs Roman *The Jungle* (1906), der anschaulich die unhygienischen Bedingungen in den Fleischverarbeitungsbetrieben in Chicago schilderte und Missstände anprangerte, bewirkte schließlich, dass der US-Kongress aktiv wurde und Inspektionen für Nahrungsmittel durchsetzte, die in den Handel zwischen den US-Staaten gelangten. Da diese frühen Gesetze nicht immer genau definierten, was in bestimmten Nahrungsmitteln enthalten sein sollte oder durfte, konnten die Ankläger Fälschungen allerdings oft nur schwer nachweisen. Dennoch war die progressive Gesetzgebung ein wichtiger Schritt nach vorne, da sie die Regierungsverantwortung in puncto Verbraucherschutz erneut geltend machte.

Schlussfolgerung

Die Industrialisierung der Nahrung veränderte im 19. Jahrhundert die Lebensumstände der Menschen in Europa und Nordamerika drastisch, und im 20. Jahrhundert dann auf der ganzen Welt. Mit steigendem Lebensstandard erhielten auch einfache Leute Zugang zu Nahrungsmitteln, die bisher Luxus gewesen waren. Hunger und Blutarmut waren nicht länger das unausweichliche Los der Arbeiterklasse, aber die leichtere Verfügbarkeit von Fleisch, Fetten und Zucker ließ eine große Anzahl von Menschen an Herzkrankheiten, Diabetes und Übergewicht erkranken. Die Fortschritte auf dem Gebiet der Lebensmittelwissenschaft ermöglichten es, dass man stärker veredelte Nahrungsmittel aß, allerdings um den Preis eines wachsenden Gefühls der Entfremdung, da die häusliche Zubereitung durch Fabrikarbeit ersetzt wurde. Das um sich greifende Konsumdenken rief eine ununterbrochene Flut von Werbung hervor, die neue Bedürfnisse weckte, während sich eine zunehmend verschwenderische Wegwerfgesellschaft herausbildete.

Die Reaktionen progressiver Gruppen auf die Herausforderung durch die Industrialisierung waren in ihren Auswirkungen ebenfalls ambivalent, vor allem in den Vereinigten Staaten. Das Gesetz zur Reinheit der Nahrungsmittel und Medikamente (*Pure Food and Drug Act*) erlaubte es Großunternehmen, kleinere Wettbewerber zu eliminieren, weil diese sich die zusätzlichen Kosten nicht leisten konnten, die die geforderte Kontrolle verursachte. Hauswirtschaftler begannen währenddessen, für die Nahrungsmittelindustrie zu arbeiten, indem sie ihren dem Anschein nach neutralen Bildungsauftrag zur Markenwerbung für Nahrungsmittel und Haushaltsgeräte nutzten. Selbst hinter dem Aufschrei gegen angeblich gefährliche Produkte steckten oft ausländerfeindliche Motive. Solche Industriezweige, die von Geschäftsleuten angloamerikanischen Hintergrunds dominiert wurden, einschließlich der Mühlen und der Hersteller von Cerealien, Softdrinks und Fastfood, hatten wenig Opposition durch die Reformbewegung zu befürchten. Andererseits riefen Missstände in Brauereien, Weinkellereien und Fleischverarbeitungsbetrieben – mit bekanntermaßen deutschen, irischen, italienischen und osteuropäischen Besitzern – geballte Empörung mit prohibitionistischer Tendenz hervor. Als die USA schließlich zu Beginn des 20. Jahrhunderts wie kein anderer Staat mit industriell hergestellter Nahrung in Verbindung gebracht wurden, rief die Frage nach den eigentlichen Ursprüngen dieser Nahrungsmittel intensive Kontroversen hervor. Auch andere Nationen schenkten den Landesküchen, die ihre kollektive Identität mitgeformt hatten, nun eingehende Aufmerksamkeit.

Weiterführende Literatur

Zur Industrialisierung der Nahrung:
Jack Goody, Cooking, Cuisine and Class: A Study in Comparative Sociology, Cambridge 1982.
Harvey A. Levenstein, Revolution at the Table: The Transformation of the American Diet, New York 1988.
William Cronon, Nature's Metropolis: Chicago and the Great West, New York 1991.
Roger Horowitz, Meat in America: Technology, Taste, Transformation, Baltimore 2005.

Zu den Verbraucherreaktionen:
Martin Breugel, How the French learned to Eat Canned Food, 1809–1930s, und Donna R. Gabaccia, As American as Budweiser and Pickles? Nation-Building in American Food Industries, beide in: Warren Belasco / Philip Scranton (Hg.), Food Nations: Selling Taste in Consumer Societies, New York 2002.
James Harvey Young, Pure Food: Securing the Federal Food and Drugs Act of 1906, Princeton 1989.
Lorine Swainston Goodwin, The Pure Food, Drink, and Drug Crusaders, 1879–1914, Jefferson 1999.

2 Kochkultur und Nationwerdung

Der Entstehungsprozess der Nationalstaaten war in der modernen Weltgeschichte die entscheidende politische Entwicklung. Obwohl die patriotische Liebe zum Heimatland bis in die Antike zurückreicht, tauchte die Auffassung von Nationen als Volksgemeinschaften, die eine gemeinsame Kultur und Geschichte teilen, erst im 18. Jahrhundert auf. Der Nationalismus war die ideologische Überzeugung, dass die Nation, wie immer man sie auch definierte, ein Recht auf Selbstregierung als souveräner Staat hat. In der Praxis entstanden nationalistische Bewegungen nicht in einem politischen Vakuum, sondern vielmehr als Versuche, Königen oder Reichen, die über eine multiethnische Bevölkerung regierten, die Macht zu entreißen. Beispielsweise sprachen die Untertanen Ludwigs XVI. im Jahre 1789 verschiedene, für die anderen jeweils unverständliche Dialekte, praktizierten unterschiedliche Bräuche und hingen unterschiedlichen Glaubensrichtungen an. Nationalistische Anführer in Frankreich und auch anderswo mussten den Menschen eine gemeinsame Sprache, Kultur und Geschichte erst einimpfen und gleichzeitig regionale Identitäten unterdrücken, um die Treue und Bindung des Volkes zu gewinnen, das sie zu repräsentieren vorgaben.

Kein logisches Argument allein erklärt die Verschiedenheit der nationalistischen Bewegungen, und es gab ab der Mitte des 18. Jahrhunderts mindestens drei Wellen der Nationalstaatsbildung. Die ersten Nationalisten, in Nord- und Lateinamerika und Westeuropa, schufen sich ein Vokabular der Volkssouveränität, um die Macht zu rechtfertigen, die sie durch Widerstand gegen die absolutistischen Monarchen gewannen. Eine zweite Gruppe von Nationen formierte sich in der Mitte des 19. Jahrhunderts als Reaktion auf die Drohungen nationalistischer Aggressoren, vor allem auf die napoleonische Invasion Europas. Bei der Entstehung dieser neuen Volksgemeinschaften prallten oft rivalisierende nationalistische Bewegungen zusammen, die teils entsprechende Bestrebungen der Führungsschichten, teils Volkserhebungen verkörperten, wobei auf Bismarck-Deutschland und Meiji-Japan eher Ersteres zutraf, während sich Letzteres im italienischen Risorgimento und im tschechischen Widerstand gegen die österreichische und preußische Herrschaft zeigte. Die Auflösung der europäischen Kolonialreiche Mitte des 20. Jahrhunderts brachte sogar eine noch stärker nationalistische Generation in Afrika und Asien hervor.

Nationalistische Führer machen oft weit zurückreichende Abstammungslinien und quasi-mythologische Ursprünge geltend, aber die Mittel und Ziele des nationalen Einigungsprozesses sind eindeutig modern. Allgemeiner Unterricht in der Sprache der Hauptregion diente nicht nur zur Vereinheitlichung der regionalen Dialekte, sondern stellte auch eine wichtige Grundlage der Industriegesellschaft dar. Die Wehrpflicht bläute den Massen ebenfalls Patriotismus ein und diente gleichzeitig der Zurschaustellung nationaler Macht. Im 20. Jahrhundert wurden die Massenmedien und sogar Sportereignisse zu wichtigen Instrumenten beim Aufbau nationaler Identitäten, und von allen kulturellen Symbolen haben nur wenige so tiefe emotionale Wurzeln wie die in der Kindheit genossenen Nahrungsmittel.

Aber so wie die Nation als nur »vorgestellte politische Gemeinschaft« bezeichnet wurde, könnte man die Frage stellen, ob eine nationale Küche außer als künstliche Auswahl von Nahrungsmitteln, die die Bewohner innerhalb willkürlich festgelegter politischer Grenzen zu sich nehmen, überhaupt existiert. Die kulinarischen Gepflogenheiten unterscheiden sich ausnahmslos von einer Region zur anderen, und damit es überhaupt eine nationale Kochkultur geben kann, muss man sich diese wiederum als über den diversen lokalen Ernährungsgewohnheiten stehend vorstellen. Dieser kulturelle Schöpfungsakt, der parallel zu dem umfassenderen Prozess der Nationalstaatswerdung verlief, wurde zuerst in Frankreich vollzogen.

Das französische Feinschmeckertum

Die Französische Revolution von 1789 ersetzte nicht nur die Monarchie durch eine nationale Regierung, sondern brachte auch die Nationalisierung der höfischen Kochkunst von Versailles mit sich. Angeblich wurde dieser Wandel angestoßen, als die Köche der Adeligen durch das Wirken der Guillotine ihren Arbeitsplatz verloren und damit begannen, die Massen zu bekochen, indem sie Restaurants eröffneten. In der Tat entstand ein völlig neues kulturelles Betätigungsfeld, das Feinschmeckertum. Man stellte Regeln für das richtige Speisen auf, wobei praktisch die höfischen Rituale auf das Bürgertum übertragen wurden. Der überaus geistreiche Feinschmecker Anthelme Brillat-Savarin betonte nachdrücklich: »Tiere fressen, der Mensch isst; der Mann von Geist versteht die Kunst zu essen.« Diese Betonung individueller Kennerschaft verwarf die auf Abstammung basierende Rangordnung des Ancien Régime und schuf gleichzeitig neue gesellschaftliche Unterscheidungsmerkmale, die auf Wissen und Wohlstand beruhten statt auf echter Demokratie. Überdies konnten sich aufgrund der weit verbreiteten Überzeugung von der Überlegenheit der französischen Küche im Export hohe Preise für französische Weine und Nahrungsmittel halten, und es gab auch weiterhin lukrative Posten für französische Chefköche. Dennoch wurde die Vormachtstellung der Pariser Kochkunst in Frage gestellt, sowohl von ausländischen Nationalisten als auch in den französischen Provinzen.

Der französische kulinarische Diskurs, der ebenso auf der Rezeption von Texten wie auf dem Genuss von Speisen basierte, nahm im frühen 19. Jahrhundert Gestalt an. Alexandre Grimod de la Reynière, ein früherer Aristokrat, der für seine Verschwendung berühmt war, war mit seinem weithin bekannten Buch *Almanach des gourmands* (*Grundzüge des gastronomischen Anstands*, 1803–12) der Wegbereiter des kulinarischen Journalismus und wies seinen Lesern den Weg zu den besten Restaurants und Nahrungsmittellieferanten. Die Kochbücher des Küchenchefs Antonin Carême professionalisierten unterdessen die Küche, indem sie die Haute Cuisine vereinfachten und in ein System brachten, um sie leichter zugänglich zu machen. Schließlich gestaltete Brillat-Savarins amüsante *Physiologie du goût* (*Physiologie des Geschmacks oder Betrachtungen über das höhere Tafelvergnügen*, 1826) die Lektüre über das Essen ebenso vergnüglich wie die Nahrungsaufnahme selbst. Außer von solchen Schriften wurde das Feinschmeckertum auch von Werken beeinflusst, die nicht von Spezialisten stammten, wie etwa von den Romanen Honoré de Balzacs, die in Pariser Restaurants spielten.

Das Feinschmeckertum stand wie die französische Nationalität theoretisch allen offen, forderte aber die Anpassung an eine ausgesprochen pariserische Kultur. Obwohl nur wenige sich Trüffeln und erlesene Weine leisten konnten, meinte Brillat-Savarin, Versuche auf dem Gebiet des Feinschmeckertums seien mit jedem Budget zu vereinbaren: »Mein Buch ist nicht allein für die großen Häuser geschrieben«. Carême beteuerte ebenfalls: »Ich wünsche mir, dass jeder Bürger unseres schönen Frankreich in der Lage ist, köstliche Speisen zu sich zu nehmen.« Ungeachtet dessen waren die Kochbücher in einer eigenen Fachsprache mit Ehrentiteln (*maître d'butter*) und historischen Namen (*Sauce Soubise*) verfasst. Ganz nach Pariser Laune schrieb man auch die Geographie um; Fasan *à la Périgord* zollte zumindest regionalen Zutaten wie Trüffeln Hochachtung, aber Fischklößchen *à la Lyonnaise* wiesen wenig Ähnlichkeit mit der genannten provinziellen Küche auf. Die Küchenchefs verliehen sogar eindeutig ausländischen Gerichten wie Sauce Hollandaise und englischer Schildkrötensuppe die französische Nationalität.

Die Speisekarte im Restaurant bildete eine wichtige Schnittstelle zwischen Theorie und Praxis in dieser modernen Feinschmeckerkultur. Im 18. Jahrhundert waren *restaurants* stärkende Brühen für den Krankheitsfall gewesen; schließlich boten Gastronomen vollständige Menüs an, die aber eindeutig auf Einzelpersonen abgestellte Gerichte waren, im Gegensatz zu den großen gemeinsamen Servierplatten der aristokratischen Bankette oder der gewöhnlichen Gasthöfe. Diese neuen Etablissements bewegten sich oft an der Grenze zwischen öffentlichem und privatem Bereich und verfügten über Räume, die mehr als nur kulinarischen Freuden dienten. Die Restaurants waren somit im 19. Jahrhundert einzigartige Pariser Einrichtungen, und allein das Bestellen einer Mahlzeit erforderte ein hohes Maß an Beschlagenheit in der neuen Ausdrucksweise. Das Essen artete zu einem gesellschaftlichen Wettstreit aus, zu einem regelrechten Kampf, bei dem es darum ging, seinen Status zu behaupten und Demütigungen durch Kellner zu vermeiden, die in doppeldeutigem Jargon verkündeten: »Ihre Gehirne werden gerade gebraten; ich bringe Ihnen sofort Ihre Zunge, der Chef schneidet Ihnen gleich den Kopf ab.«

Sogar die Pariser Arbeiterschichten nahmen durch die Verbreitung von Bistros an dieser neuen kulinarischen Kultur teil. Obschon Moralisten die Bistros als von Betrunkenen und Frauen zweifelhaften Rufes frequentierte Orte verurteilten, wurden sie tatsächlich zu einem Treffpunkt, wo Arbeiter gesellig zusammenkamen und Familien einen behaglichen Abend verbrachten; Balzac bezeichnete sie als das »Parlament des Volkes«. Das Essen und der Wein entsprachen nicht den Maßstäben der vornehmen Restaurants; aber dank des Eisenbahntransports wurden sie in der Mitte des 19. Jahrhunderts viel abwechslungsreicher und reichlicher. Die Pariser Arbeiter waren echte Gourmets im Vergleich zu den Bauern, die wahrhaft karge Kost zu sich nahmen, obwohl viele Bistros Reste von den Tafeln der Wohlhabenderen wiederverwerteten. Auch unterschied sich die Kost gut bezahlter Handwerker beträchtlich von der Nahrung der Wanderarbeiter.

Wie bei der Entstehung des Pariser Feinschmeckertums beinhaltete auch das Projekt der Nationwerdung die Schaffung einer geeinten französischen Identität auf Kosten unterschiedlicher regionaler Loyalitäten. Jedoch bestanden die Bauern darauf, die Bedingungen ihrer Eingliederung in die nationale Gemeinschaft auszuhandeln. Der Champagner beispielsweise erlangte weltweite Anerkennung durch die geschickte Vermarktung als der »französischste« aller Weine und als Getränk für besondere Anlässe. Die Produzenten stellten die Exklusivität sicher, indem sie den Mythos des *terroir*, der Gegend, pflegten und auf die Besonderheiten von Boden, Klima und sogar Gemüt der Winzer verwiesen. Nach dem französischen Gesetz durfte nur Schaumwein aus der Champagne den begehrten Namen tragen. Doch die Bedeutung von *terroir* wurde problematisch, als Industrieunternehmen wie Moët & Chandon Trauben von außerhalb der Region zu importieren begannen, eine Praxis, die erst endete, als im Jahre 1911 eine bewaffnete Bauernrevolte neue Gesetze veranlasste, die die Verwendung lokaler Trauben zur Bedingung machten. Die Erzeuger behaupteten somit ihren Platz innerhalb der Nation.

Bei den italienischen Nationalisten verursachte die Verbreitung französischer Kost in ganz Europa Bestürzung, zumal Napoleon III. die vollständige Vereinigung Italiens bis 1870 vereitelte. Die gallische Übermacht schien umso empörender, weil italienische Küchenchefs seit der Renaissance die kulinarischen Trends bestimmt hatten. Pellegrino Artusi forderte schließlich mit der Veröffentlichung von *La szienza in cucine e l'arte di mangiare bene* (*Von der Wissenschaft des Kochens und der Kunst des Genießens*, 1891) die frankophile Kochkunst heraus. Ungeachtet des recht nüchternen Titels sprühten die Rezepte vor Charme und Witz und gewannen im ganzen Land viele Anhänger. Das Buch erfand eine italienische Nationalküche, indem es die bürgerliche Gesellschaft und die Regionalküchen zusammenbrachte, wobei Letztere im Wesentlichen auf die Dualität der reichen Küche der Emilia-Romagna und Bolognas einerseits und die toskanische Einfachheit andererseits beschränkt blieben und nur gelegentlich durch ein Gericht aus Genua, Sizilien, Neapel oder einer anderen Region ergänzt wurden. Auch viele Länder außerhalb Europas durchliefen zu dieser Zeit den Prozess der Nationwerdung, und sie hatten ähnliche

Ideale und Probleme wie die Italiener bei ihrer kulinarischen Nationwerdung.

Lateinamerika

Die Lateinamerikaner waren Vordenker der Idee je verschiedener nationaler Identitäten, hinkten paradoxerweise aber bei der Durchsetzung der nationalen Einigung hinterher. Die in Amerika geborenen Kreolen, die als Ergebnis der Kolonialpolitik den Spaniern untergeordnet waren, hatten bereits in der Mitte des 18. Jahrhunderts begonnen, ein gegen die spanische Krone gerichtetes patriotisches Gefühl zu entwickeln. Nichtsdestotrotz destabilisierten soziale Konflikte zwischen wohlhabenden Kreolen, indigener Bevölkerung und der Masse der Mischlingsbevölkerung die neuen unabhängigen Regierungen nach 1820. Besonders die Unterschichten widersetzten sich den gesellschaftlichen Umgestaltungsversuchen der Oberschichten, deren Ziel es war, Industrienationen nach europäischem Vorbild mittels Veränderung des agrarischen Lebensstils und der Volkskultur zu errichten. Erst im frühen 20. Jahrhundert wurden nationale Modelle samt Nationalküchen tatsächlich vor Ort verwirklicht, anstatt lediglich in europäisch inspirierten Idealen zu existieren.

Die kreolischen Eliten hielten an der europäischen Kultur fest, selbst wenn sie die Weisheiten der alten Azteken- und Inkakönige verkündeten, um sich von den zeitgenössischen Indianern abzugrenzen, die in der sozialen Rangordnung ganz unten standen. Iberische Lebensart dominierte bis zur Unabhängigkeit, aber im 19. Jahrhundert kam die französische Kultur in Mode. Folglich ersetzten mexikanische Kochbücher allmählich spanische Hammelgerichte durch *bifstec à la Chateaubriand*, während sie gleichzeitig die Tamales der amerikanischen Ureinwohner als das Essen der »unteren Schichten« außen vor ließen. Bei den Unabhängigkeitsfeiern 1910 gab es kein einziges mexikanisches Gericht bei den vielen französischen Banketten, die aus diesem patriotischen Anlass gegeben wurden. Wohlhabende Chilenen profitierten von ihrer kontinentalen Kultiviertheit, indem sie edle Weine aus Trauben exportierten, die von Ablegern aus Bordeaux stammten. Die französische Küche, mit der man die weniger vornehmen Bevölkerungsschichten bewusst ausschließen wollte, war eindeutig die erste Wahl für die lateinamerikanischen Eliten, die gerne ihre Überlegenheit durch Treffen in exklusiven Restaurants demonstrierten.

Überdies warfen sie sich für diese Diners in Gehröcke aus Kammgarn und Zylinder, die sich eher für das neblige London als das tropische Rio de Janeiro eigneten. Die Vernarrtheit in die europäische Kultur erreichte ein solches Ausmaß, dass ein chilenischer Witzbold anlässlich einer Kontroverse über einen Landverkauf an einen Ausländer vorschlug: »Warum verkaufen wir nicht das ganze Land an Frankreich und kaufen uns etwas Kleineres, das näher an Paris liegt?«

Während die lateinamerikanischen Oberschichten die *Haute Bourgeoisie* nachahmten, kam eine Diskussion über Fragen der Ernährung auf, die das Fehlschlagen der nationalen Entwicklung zu erklären suchte. José Ramón López verfasste eine Abhandlung, *La alimentación y las razas* (1896), in der er das Argument vorbrachte, dass es der auf bananenähnlichen Früchten basierenden Ernährungsweise in der Karibik an eben dem Nährwert fehle, den die Dominikanische Republik brauche, um den Sprung in die Moderne zu schaffen. In Mexiko kam Francisco Bulnes zu der Schlussfolgerung, dass »die [europäische] Weizensorte die einzig wahrhaft fortschrittliche ist« und »Mais das immerwährende Beruhigungsmittel der indigenen Rassen Amerikas war und der Grund für ihre Weigerung, zivilisiert zu werden«. Wenn sie auch zweifelhafte Nährwertberechnungen aufstellten, suchten diese positivistischen Intellektuellen doch wenigstens nach wissenschaftlichen Erklärungen, die auf der kulturellen Entwicklung und nicht auf sozialdarwinistisch-genetischem Determinismus beruhten. Überdies hatten Bauern, die in der Lage waren, sich mit robusten Kulturpflanzen wie Mais oder Bananenfrüchten zu ernähren, wenig Anreiz, sich der Ausbeutung durch die frühe Industrialisierung zu unterwerfen.

Etwa seit dem Ersten Weltkrieg verloren die Frankophilen des *Fin de Siècle* die Macht an eine neue Generation von Populisten, die allgemeine Bürgerrechte forderten. In Mexiko machte die Entstehung mechanischer Tortillafabriken aus der früheren Subsistenzlandwirtschaft eine Warenwirtschaft und bezog die Bauern in die Volkswirtschaft ein, während ein indigener Nationalismus Enchiladas und Tamales im Herzen der Nationalküche bewahrte. Die Brasilianer der 30er Jahre feierten in dem Reis und den schwarzen Bohnen des *feijoada*-Gerichts afrikanische wie indigen amerikanische Einflüsse – als Symbol ihrer angeblichen »Rassendemokratie«. Die französische Küche trat auch bei den öffentlichen Banketten in Buenos Aires, Lima und Santiago allmählich in den Hintergrund und wurde zunehmend durch kreolische Spezialitäten ersetzt: die riesigen Bratenstücke der argentinischen *churrasco*, die frischen Meeresfrüchte des peruanischen *ceviche* und Hühnchen, Mais und Oliven des chilenischen *pastel de choclo*. Somit wurde die lateinamerikanische Akzeptanz der europäischen kulturellen Überlegenheit, die durch jahrhundertelange Kolonialherrschaft eingeimpft worden war, letztlich durch eine Wiederentdeckung lokaler Werte ins Gleichgewicht gebracht. In Asien hingegen kam die Begegnung mit der westlichen Moderne abrupter und führte zu ganz unterschiedlichen Erfahrungen bei der Nationalstaatsbildung.

Asien

Der Nationalismus warf, ebenso wie die westliche Technologie und Kultur, Probleme für asiatische Gesellschaften auf. Das Mobilisieren der Massen stellte eine wirksame Reaktion auf europäisches Eindringen dar, wobei die Gefahr in Kauf genommen wurde, dass die auf Ordnung und Ehrerbietung basierenden Traditionen unterminiert wurden. Die durch die Opiumkriege und die Taiping-Rebellion in der Mitte des 19. Jahrhunderts traumatisierte chinesische Qing-Dynastie handelte nicht stringent, als sie bis zu ihrem Untergang 1911 westliche Gepflogenheiten übernahm. Im Gegensatz hierzu führte die Öffnung Japans durch Commodore Perry 1853 zu einem streng kontrollierten Prozess der Verwestlichung. Reformer lancierten ein Programm der gesellschaftlichen Umgestaltung, das auch Neuerungen auf dem Ernährungsgebiet umfasste, um nationalistische Gefühle auf den wieder eingesetzten Kaiser Meiji (herrschte 1868–1912) zu konzentrieren. Das Königreich Siam bewahrte währenddessen seine Souveränität als Pufferstaat zwischen rivalisierenden europäischen Mächten und begrenzte so die sozialen Brüche, die mit der Verwestlichung einhergingen. Die Rolle der Nahrung bei der Modernisierung war in den genannten Fällen gemäß den sonst üblichen gesellschaftlichen Werten eine jeweils verschiedene.

China mit seiner alten und unverwüstlichen Zivilisation stand dem modernen Nationalismus ambivalent gegenüber. Ausländische Nahrungsmittel waren seit langem in das etablierte kulinarische Repertoire aufgenommen worden, wohingegen neuartige Küchenpraktiken als barbarisch zurückgewiesen wurden. William Hunter schilderte im Wortlaut, wie die Chinesen sich über die westlichen Essgewohnheiten unterhielten: »Und nun sage mir, was für einen Geschmack Menschen haben müssen, die an einem Tisch sitzen und schalenweise eine Flüssigkeit schlucken, die in ihrer fremdländischen Zunge *Soo-pe* genannt wird. Gerichte aus halb rohem Fleisch werden dann an verschiedene Ecken des Tisches gestellt; diese schwimmen in Sauce, und dann schneiden sie mit schwertähnlichen Gerätschaften Stücke davon ab.« Der nationalistische Anführer Sun Yatsen warf der Qing-Dynastie vor, sie unterscheide sich ethnisch von der Han-Mehrheit, aber die Mandschu-Herrscher aßen noch die chinesische höfische Kost. Diese Vermischung von Kultur und ethnischer Herkunft bedeutete zusammen mit der Unmöglichkeit, Mandarin-Bräuche zur nationalen Sache der bäuerlichen Massen zu machen, dass die Kochweise wenig Positives zu den chinesischen Revolutionen beitrug. Die nationalistischen militärischen Aufstände und Feldzüge in den 20er Jahren ähnelten eher einem das Land einenden Regierungsantritt einer kurzlebigen Dynastie. Das maoistische Regime suchte später Sprache und Erziehung zu vereinheitlichen, was ironischerweise in der Wirkung einer Nationalisierung sehr ähnlich kam. Gleichzeitig wurden ausschweifende Festmähler abgeschafft – und dabei im Wesentlichen eine Kochweise gegen eine Nation getauscht.

Anders als China hatte Japan eine lange Geschichte der Übernahme fremder Kulturen vorzuweisen, ungeachtet der Isolation in der Tokugawa-Ära. Die Meiji-Reformer, die entschlossen waren, dem Qing-Schicksal zu entgehen, führten die Schulpflicht ein, mit dem Ziel, eine starke, am Westen orientierte Nation aufzubauen. Neben industrieller und militärischer Technologie übernahmen die Japaner begeistert britisches Rindfleisch. Die buddhistische Frömmigkeit hatte das Schlachten und den Verzehr vierbeiniger Tiere lange verurteilt, und frühe Befürworter der westlichen Kost und Sitten erhielten den Beinamen *bataa-kusai* (Butterstinker). Diese anfängliche Abneigung ließ nach, als sich 1872 die Nachricht verbreitete, der Kaiser habe Rindfleisch zu sich genommen. Auch die Militärrationen enthielten Rindfleisch, damit die Einberufenen mit dem Geschmack vertraut wurden. Zahlreiche westliche Restaurants schossen in den Städten aus dem Boden, obwohl die japanische Variante eines Eintopfgerichts mit Rindfleisch, *sukiyaki*, letztlich die beliebteste Zubereitungsart wurde. Das Ausmaß der Verwestlichung war anfangs begrenzt; der Wandel in der Ernährungsweise der ländlichen Bevölkerung bestand im späten 19. Jahrhundert hauptsächlich im verstärkten Verzehr von weißem Reis, Sojasauce und anderen »traditionellen« japanischen Gerichten. Selbst in den Städten ersetzte Rindfleisch nicht die indigenen Nahrungsmittel und verdrängte auch nicht die rituelle Bedeutung von Reis. In der Tat rückte der Reis in den Blickpunkt des offiziellen Nationalismus, als Gegengewicht zu Rindfleisch und ungeachtet der förderlichen Rolle der westlichen Ernährungsweise bei der wirtschaftlichen Entwicklung.

Das Königreich Siam reagierte eher mit Diplomatie als mit Militarismus, um sich die Unabhängigkeit von den Westmächten zu bewahren. Chulalongkorn (herrschte 1868–1910) verfolgte ein beinahe koloniales Modernisierungsprogramm, das Machtzentralisierung und Aufbau einer Infrastruktur statt nationalistischer Bildung und Erziehung anstrebte. Nichtsdestotrotz wurde die gleiche Kochweise, die indische Currys, chinesische Nudeln und Thai-Aromen – Koriander, Knoblauch und schwarzen (später Cayenne-)Pfeffer – kombinierte, sowohl am Hof wie auch im gemeinen Volk gepflegt, wobei sich die Gerichte hauptsächlich in ihrer Vielfalt und in der Art der Zurichtung unterschieden. Tatsächlich schmeckten dem langjährig herrschenden König die rustikalen Speisen seiner Untertanen, »Reis in einem geschwärzten Topf; auf Kokosnussschalen servierte Gerichte aus gedünstetem Salat, Salzfisch und Chilisauce.« Die entstehende thailändische Nationalküche wurde unter seinem Nachfolger, Wachirawut (herrschte 1910–25), verfeinert, der sich mit seinem Nationalismus an ein elitäres Publikum richtete. Die Rolle der Kochkunst im Entstehungsprozess asiatischer Nationalstaaten folgte somit auffallend unterschiedlichen Mustern, da die Herrscher bestimmten, welche Elemente der westlichen Kultur am besten zu den lokalen Traditionen passten.

Schlussfolgerung

Dass Nationalküchen in einigen Ländern entstanden, in anderen aber nicht, spiegelte eher gesellschaftliche und politische Bedingungen als eine objektive kulinarische Überlegenheit wider. Sowohl Frankreich als auch China verfügten über eine kunstvolle höfische Kochkultur, aber nur die französische wurde über eine kleine Elite hinaus zum Nationalgut. Die Briten waren nicht weniger stolz auf ihr Rindfleisch als die Franzosen auf ihre Sauce, aber ihre Ausdrucksform eines kulinarischen Nationalismus brachte keine vergleichbare Feinschmeckerkultur hervor. Nationalistische Gefühle mögen durchaus daraus entstanden sein, dass bestimmte Nahrungsmittel Gemeingut waren – aber nur, wenn sie bewusst in diesem Sinne instrumentalisiert wurden. Kulinarischer Nationalismus kann also subsidiär zu anderen Ausdrucksformen von Zusammengehörigkeit und später als diese auftreten.

Was auch die Ursprünge gewesen sein mögen, so blieb der Nationalismus eine Ideologie, die von entsprechendem Klassen- oder Regionalbewusstsein angefochten wurde. Nationale Eliten nutzten oft kulturelle Mittel wie etwa gekünstelte Essgewohnheiten, um ihre Überlegenheit über die Arbeiterschichten zu demonstrieren und so zu rechtfertigen, dass sie diesen Bevölkerungsgruppen eine vollgültige Staatsbürgerschaft vorenthielten. Überdies gefährdete die Entstehung von Nationalküchen und nationalen Identitäten zwangsläufig den Reichtum regionaler Kulturen. Zwar eigneten sich die städtischen Eliten bäuerliche Nahrungsmittel an, wandelten sie aber in hohem Maße ab, nicht zuletzt dadurch, dass sie eigentlich seltene Festtagsspeisen täglich verzehrten. Dieses Geltendmachen einer folkloristischen Sichtweise des Volkes bildete einen Teil der umfassenderen mythischen Wurzeln, die der Vorstellung einer nationalen Gemeinschaft zugrunde lagen.

Die nationalistische Ideologie diente auch zur Rechtfertigung für den Aufbau von Kolonialreichen. Die zivilisatorische Mission, die Provinzbauern Hauptstadtkultur einzuflößen versuchte, erstreckte sich auch auf vermeintliche »Wilde«, die auf fernen Kontinenten lebten. Die Expansion der europäischen Weltreiche wiederum beraubte unzählige Menschen der Möglichkeit, einen eigenen Weg der Annäherung an die Moderne zu finden, sei es als Nationen oder in anderen Gesellschaftsformen.

Weiterführende Literatur

Zu Europa:
Priscilla Parkhurst Ferguson, Accounting for Taste: The Triumph of French Cuisine, Chicago 2004.
Rebecca L. Spang, The Invention of the Restaurant: Paris and Modern Gastronomic Culture, Cambridge 2000.
W. Scott Haine, The World of the Paris Café: Sociability among the French Working Class, 1789–1914, Baltimore 1996.
Kolleen M. Guy, When Champagne Became French: Wine and the Making of a National Identity, Baltimore 2003.
Piero Camporesi, The Magic Harvest: Food, Folklore and Society, Cambridge 1993.

Zu Lateinamerika:
Jeffrey M. Pilcher, ¡Que vivan los tamales! Food and the Making of Mexican Identity, Albuquerque 1998.
Arnold J. Bauer, Goods, Power, History: Latin America's Material Culture, Cambridge 2001.

Zu Asien:

Jonathan Spence, Ch'ing, in: K. C. Chang (Hg.), Food in Chinese Culture: Anthropological and Historical Perspectives, New Haven 1977.

Emiko Ohnuki-Tierney, Rice as Self: Japanese Identities through Time, Princeton 1993.

Naomichi Ishige, The History and Culture of Japanese Food, London 2001.

Penny Van Esterik, From Marco Polo to McDonald's: Thai Cuisine in Transition, in: Food and Foodways 5 (2) (1992), S. 177–93.

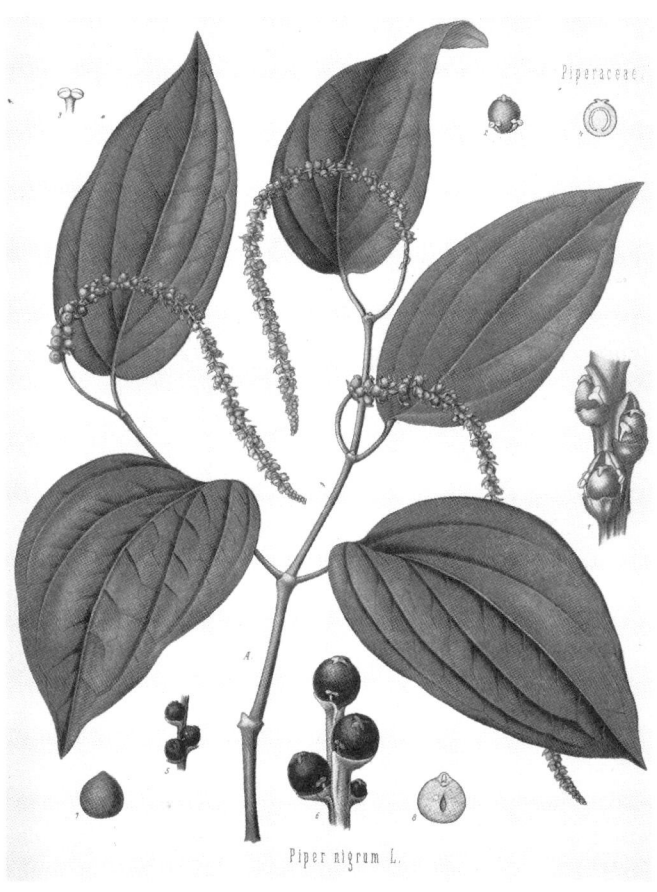

Pfeffer
Piper nigrum

3 Kolonialreiche der Nahrung

In der zweiten Hälfte des 19. Jahrhunderts lagen die europäischen Nationen im Wettstreit um die Kolonialisierung der verbliebenen unabhängigen Länder Asiens und Afrikas. Obwohl die Kolonisatoren von der Aussicht auf koloniale Macht und das damit verbundene Ansehen motiviert wurden, rechtfertigten sie ihre brutalen Eroberungen mit der Behauptung, »wilde« Völker auf eine höhere Stufe zu erheben, eine Aufgabe, die bei Rudyard Kipling die »Bürde des weißen Mannes« oder im Französischen *mission civilisatrice* hieß. Diese Ideologie der »Zivilisierung« betraf auch nicht-westliche Nahrungsmittel, die in Bezug auf Nährwert wie hygienische Zubereitung als den europäischen Ernährungsweisen unterlegen betrachtet wurden. Der Franzose J. A. Colombani schrieb: »Uns obliegt die Verantwortung, die Völker in den überseeischen Territorien zu politischer und gesellschaftlicher Reife zu führen, sie zu integrieren, sie mit unserer Zivilisation zu durchtränken. Und ist nicht Brot das typische Nahrungsmittel zivilisierter Menschen?« Aber anders als bei moderner Technologie und gesellschaftlichen Umgangsformen, die im Allgemeinen von Europa auf die Kolonien übertragen wurden, war beim kulinarischen Austausch die Einflussrichtung oft die entgegengesetzte, da die Briten indische Reis- und Currygerichte zu essen begannen und die Franzosen Gefallen an algerischem Couscous fanden.

Als wirtschaftliches Unterfangen hinterließ der Imperialismus eine komplizierte Bilanz, die unter Historikern noch umstritten ist. Trotz der persönlichen Reichtümer, die Leute wie der Diamantenmagnat Cecil Rhodes und der Palmölkaufmann Victor Régis anhäuften, konnten die in den Kolonien gemachten Geschäfte oft nicht die Kosten der militärischen Besatzung rechtfertigen. Die zentralen Behörden bestanden deshalb darauf, dass die Einwohner der Kolonien und Protektorate für den »Schutz« zahlten, der ihnen aufgezwungen worden war. Die neue internationale Arbeitsaufteilung zwang Afrikaner und Asiaten, auf Plantagen und in

Minen zu arbeiten, um Rohstoffe für die europäischen Fabriken zu liefern. Doch so niedrig die gezahlten Löhne auch waren, hatte die zunehmende Marktorientierung der einstigen Subsistenzökonomien eine signifikante Auswirkung auf die kolonialen Ernährungsweisen. Konservendosen mit scharf gewürztem, gehacktem Schinken und mit Kondensmilch tauchten auch in den abgelegensten Dörfern auf. Aber gelegentliche Neuheiten konnten die Nachteile für die Ernährung nicht ausgleichen, die durch die Umwandlung von Ackerland zu Anbauflächen für Kaffee-, Tee- und andere Exportpflanzen verursacht wurden. Weil Land und Arbeitskraft für die kolonialen Unternehmungen eingesetzt wurden, anstatt für den eigenen Bedarf zur Verfügung zu stehen, waren die Untertanen in den Kolonien oft gezwungen, ihnen nicht vertraute Nahrungsmittel aus Nord-, Mittel- und Südamerika anstatt der traditionellen Grundnahrungsmittel zu übernehmen.

Als Folge des Kolumbianischen Austausches kam es im 19. Jahrhundert durch den Kolonialismus zu verschiedenen kulinarischen Begegnungen, die sich der Verallgemeinerung widersetzen. Dieses Kapitel untersucht zwei Vergleichsreihen, die Wechselbeziehungen zwischen britischen und französischen Imperialisten einerseits und westafrikanischen und süd- beziehungsweise südostasiatischen Völkern andererseits. Als Ausgangshypothese könnte man formulieren, dass das gemeinsame imperiale Ziel, aus abhängigen Gebieten Reichtümer abzuziehen, die Unterschiede zwischen Briten und Franzosen überwog, die es in Bezug auf ihre Kochgewohnheiten und auch ihre Einstellungen gegenüber den kolonialisierten Völkern durchaus gab. Doch sollte man sich nicht allein auf die Kolonialherren konzentrieren, und eine zweite Hypothese besagt, dass Asiaten und Afrikaner auf die Zwänge, die ihnen die Kolonialmächte auferlegten, auf ganz unterschiedliche Weise je nach ihren bestehenden kulinarischen Kulturen reagierten. Weitere Forschungen sind nötig, um zu endgültigen Schlussfolgerungen über die Auswirkungen kolonialer Herrschaft auf die Ernährung in den Kolonien zu gelangen.

Asien

Außenposten im Indischen Ozean, die im 16. Jahrhundert zur Kontrolle des Gewürzhandels errichtet wurden, stellten den Ausgangspunkt für die territoriale Beherrschung Asiens dar. Seit dem Siebenjährigen Krieg

(1756–1763) dehnte die Britische Ostindien-Kompanie ihren Einfluss über einen Großteil des Subkontinents aus, und der erste Opiumkrieg (1839–1842) garantierte den Handelszugriff auf China. Der indische Sepoy-Aufstand 1857, der von einheimischen Truppen, den Sepoys, angeführt wurde, die ihre britischen Offiziere angriffen, veranlasste die Krone, die direkte koloniale Herrschaft zu übernehmen. Etwa zur gleichen Zeit begann der französische Kaiser Napoleon III. mit der Invasion Indochinas. Von einer Ausgangsbasis um Saigon aus schufen sich die Franzosen schließlich ein asiatisches Imperium, das von Hanoi im Norden über Laos bis nach Kambodscha reichte.

In den Anfangsjahren der Britischen Ostindien-Kompanie wurden die in Indien ansässigen europäischen Kaufleute Nabobs (von Urdu *nawab*: Statthalter, Gouverneur) genannt, wegen der lokalen Gepflogenheiten, die sie übernahmen. Dagegen fühlten sich die englischen Sahibs des späten 19. Jahrhunderts in der Pflicht, das Prestige der imperialen Kultur aufrechtzuerhalten. Zunächst war bei der Ernährung kaum eine Anpassung nötig gewesen, ähnelten die stark gewürzten Gerichte der britischen Kochkunst im frühen 17. Jahrhundert doch noch den indischen Speisen, sieht man von der Verwendung von Rind- und Schweinefleisch ab. Selbst in der Blütezeit der Rajas aßen die Anglo-Inder für gewöhnlich Curry und Reis als formlosen Brunch, aber beim Nachmittagstee hielten sie die viktorianischen Rituale ein. Die Abendmahlzeit folgte ebenfalls streng der britischen Speisenfolge aus Suppe, Vorspeise, Braten, pikantem Pudding und Süßspeisen, wozu man Rotwein oder Bier trank. Abendanzüge und Abendkleider – oder das militärische Zeremoniell der Regimentskasinos – halfen ebenfalls, in den Tropen Haltung zu bewahren, obwohl der britische Kolonialbeamte George Atkinson einräumte, dass »diese großen üppigen Mahlzeiten grausam reichhaltig und schwer verdaulich sind«.

Britische Zivilisationsnormen in entlegenen kolonialen Außenposten aufrechtzuerhalten, erforderte mehr als nur eine kräftige Konstitution. Die Kolonialbeamten beschäftigten zahlreiche Hausdiener, weit mehr, als sie sich in der Heimat hätten leisten können, was die Beaufsichtigung des Personals zu einer wichtigen Aufgabe für die *memsahib*, die anglo-indische Lady, machte. Kochbücher empfahlen tägliche Inspektionen zur Gewährleistung der Sauberkeit, denn die Briten waren der Ansicht, den Indern mangele es trotz ihrer Sorge um die Einhaltung ritueller Reinheit vollkommen an Hygiene. Den Dienern ein Beispiel für gute europäische Haushaltsführung zu geben, wurde tatsächlich als eine wichtige Grundlage der

Kolonialherrschaft betrachtet. Nichtsdestotrotz lernten die Memsahibs oft, die Küche durchaus sich selbst zu überlassen, wenn sie nämlich einen Koch fanden, der britische Speisen zuzubereiten verstand.

Während die Beamten des britischen Empire die Kultur des Mutterlandes rückständigen kolonialen Gebieten nahezubringen versuchten, erfreuten sich indische Spezialitäten im viktorianischen London zunehmender Beliebtheit und verhalfen dem riesigen britischen Kolonialreich zu alltäglicher Präsenz. Mulligatawny-Suppe tauchte zuerst auf den Speisekarten der gehobenen Clubs auf und verbreitete sich dann in die Mittel- und Unterschichten. Chutneys und exotische Pickles ergänzten die traditionellen Einmachrezepte der britischen Hausfrauen, und Currys stellten eine nützliche Methode der Resteverwertung dar, weshalb sie bald mit den Unterschichten assoziiert wurden. Infolge dieser Mode waren ironischerweise Kolonialbeamte im Ruhestand wegen ihrer Kenntnisse der echten indischen Küche ausgesprochen gefragt, obwohl viele von ihnen ebendiese Küche während ihrer Zeit im Ausland geringgeschätzt hatten. Die britische Nachfrage trieb auch die Entwicklung von verarbeitenden Industrien für koloniale Nahrungsmittel voran, etwa Currypulver und Chutneys mit Markennamen, die an die Kolonialmacht gemahnten, wie Colonel Skinner und Major Grey. Solche Exportprodukte hatten oft wenig mit indischer Kochweise zu tun, aber die Einheimischen wandten die Herstellungstechniken bald auch für ihre eigenen Nahrungsmittel an; so gründete zum Beispiel A. B. Sircar, ein aus den USA zurückgekehrter Migrant, um die Jahrhundertwende die Bengal Preserving Company.

Die Ernährungsgebote der Hindus und in geringerem Maße auch der Muslime beschränkten die kolonialen Einflüsse auf die indische Ernährungsweise. Schließlich erforderte das britische Nationalgericht Roastbeef die Opferung einer heiligen Kuh. Die britische Armee lernte die Gefahren fehlender religiöser Sensibilität kennen, als sie Enfield-Gewehre an die Sepoy-Truppen ausgab – der Befehl, die mit Tierfett versiegelten Patronen aufzubeißen, verletzte die Tabus, die den Verzehr von Rind- und Schweinefleisch verboten, und trug zum Ausbruch der Rebellion von 1857 bei. Die Hindu-Eliten weigerten sich sogar, zusammen mit den Briten zu essen, weil sie Kastenverunreinigung fürchteten, was für die Briten eine kränkende Umkehrung der kolonialen Rangordnung bedeutete. Um 1840 nahm eine Gruppe von Radikalen, die Junge Bengalen genannt wurde, öffentlich Rindfleisch und Brandy zu sich und legte damit die Hindu-Traditionen demonstrativ ab. Aber solche Gesten wiesen eher auf Generationenkämpfe hin, als dass sie etwas über die Einstellung gegenüber der Kolonialherrschaft aussagten. Das indische Heim wurde als besonders geschützter Raum betrachtet, innerhalb dessen es den Frauen oblag, die Reinheit der Familie zu bewahren, während die Männer mit Tee und anderen britischen Nahrungsmitteln zu experimentieren begannen. Doch Reisen in die ferne Hauptstadt des Kolonialreiches stärkten oft eher die religiösen Überzeugungen der Inder, als ihnen zu schaden. Mahatma Gandhi, der in seinem Heimatstaat Gujarat Rindfleisch gekostet hatte, gelangte während seiner Studienzeit in London um 1890 zu der Ansicht, die vegetarische Lebensweise sei eher eine moralische Haltung denn lediglich eine kulturelle Pflicht.

Für die indische Bevölkerung insgesamt hatte der Kolonialismus beträchtliche Veränderungen bei den Ernährungsgewohnheiten zur Folge. Die britischen Behörden förderten die Verbreitung der amerikanischen Grundnahrungsmittel Mais und Kartoffeln, um Weizen nach Großbritannien exportieren zu können. Heute so gebräuchliche Gerichte wie *gobi aloo* (gewürzte Kartoffeln mit Blumenkohl) und *makki-di-roti* (Maisfladenbrot) erfuhren erst im 19. Jahrhundert weite Verbreitung. Die Briten begannen auch den Teeanbau in Indien, wobei sie anfangs burmesische Arbeiter einsetzten. Dies war als kolonialer Ersatz für die bisherigen chinesischen Lieferungen gedacht. Die Umnutzung von Land, das dörflicher Subsistenzwirtschaft gedient hatte, zu exportorientierten Plantagen verursachte nicht nur auf dem Subkontinent, sondern auch in ganz Indochina Not.

Die Küche Vietnams entwickelte sich wie seine Schriftsprache und seine religiösen Überzeugungen unter dem Einfluss Chinas, das das Land tausend Jahre lang beherrschte. Die Vietnamesen übernahmen von den Chinesen viele kulinarische Techniken, etwa das Garen in der Pfanne unter ständigem Rühren, das Nudelmachen und das Essen mit Stäbchen, aber sie bewahrten sich auch charakteristische Geschmackspräferenzen, etwa die Vorliebe für ungekochte Kräuter und Gemüse und die häufigere Verwendung von fermentierter Fischsauce als von Sojasauce. Mit der Zeit bildeten sich regionale Kochstile, wobei im Norden einfachere Gerichte mit mehr Fleisch, im Süden hingegen mehr Currys, Gewürze und Meeresfrüchte gegessen wurden. Die kaiserliche Hauptstadt Hue im Zentrum brachte die kunstvollste Kochweise hervor: kleine, kompliziert zubereitete Delikatessen, die an die Gerichte des thailändischen Hofes erinnerten.

Die französischen Kolonisten in Vietnam bestanden sogar noch stärker als die anglo-indischen Sahibs darauf, dass ihnen vertrautes Essen vorgesetzt wurde, obwohl das Klima manche Anpassung erforderlich machte. Die traditionellen Hüter der französischen Zivilisation, die Bäcker, reagierten kreativ auf die Weizenknappheit, indem sie ihren Teig mit Reismehl streckten. Entlang der neu erbauten Boulevards von Saigon und Hanoi florierten Cafés, Fleischereien und Wurstgeschäfte. Die Franzosen führten viele Gartenpflanzen ein, vor allem Spargel, den die Vietnamesen westlichen Bambus nannten, und als der lokale Anbau die Nachfrage nicht decken konnte, importierten sie aus Frankreich Spargel in Dosen. Viele Vietnamesen übernahmen die Kultur ihrer Beherrscher; der weltgewandte Phoung Do Huu beispielsweise gewann die Achtung der französischen Kolonisten für seine vorzügliche Tafel. Aber es kam sogar in den frankophilsten Haushalten zu einer kulinarischen Verschmelzung. Einheimische Zutaten veränderten viele Gerichte, so wurden Crème caramel und Eiscreme mit Kokosnussmilch zubereitet. Überdies tunkten die Vietnamesen ihr Baguette ebenso gern ins Curry, wie sie es mit *pâté* aßen. Sogar aus Europa importierte Konservennahrung erhielt einen einzigartigen kolonialen Geschmack, wie die Kondensmilch des vietnamesischen *café au lait*.

Die Küche konnte der Schauplatz kolonialen Widerstandes wie auch der Zusammenarbeit werden. Die nordvietnamesische Frühstückssuppe, *pho*, die aus Reisnudeln und dünnen, auf französische Art halbgaren Beefsteakscheiben bestand, wurde oft mit dem ähnlich klingenden gallischen *pot-au-feu* in Verbindung gebracht. Die patriotischeren Schriftsteller der 30er Jahre wiesen diese koloniale Herkunft zurück und propagierten *pho* als nationalistisches Symbol, indem sie die Ursprünge der Suppe ausgerechnet auf eine frühere Invasion, die der Mongolen, zurückführten, die angeblich ihre Ragouts im 14. Jahrhundert nach Vietnam mitgebracht hatten. Solche politische Bewusstseinsbildung fand auch in den Kochbüchern der Mittelschicht statt, die Werbeanzeigen für antikoloniale Publikationen enthielten.

Die Bauern auf dem Land hatten wenig Gelegenheit, französische Delikatessen zu kosten; viele konnten es sich kaum noch leisten, Reis zu essen, da das Kolonialregime die landwirtschaftlichen Exporte ausweitete. Obwohl Reis traditionellerweise kein wichtiger Bestandteil der französischen Ernährung war, wurde der Pilaw, ein Reiseintopf, im Verlauf des 19. Jahrhunderts in Pariser Haushalten gebräuchlicher. Die Zunahme der vietnamesischen Marktwirtschaft zwang die Bauern, ihre Reisernte zu verkaufen und sich stattdessen von Mais und Süßkartoffeln zu ernähren. Kaffee-,

Tee- und Kautschukplantagen nahmen ebenfalls immer größeren Raum ein, aber das vielleicht am meisten gehasste Symbol für die Anwesenheit der Kolonialmacht war das Alkoholmonopol. Die Franzosen legten nicht nur Dorf für Dorf Quoten für den Kauf von industriell gebrannten Getränken fest, sondern durchsuchten überdies die Haushalte der Vietnamesen nach unerlaubtem Alkohol.

Der kulinarische Austausch im kolonialen Asien verlief alles andere als einheitlich, zumindest was die gesellschaftliche Elite anging, die nach Belieben aus den ausländischen Speisefolgen auswählen konnte. Die Ernährungsgewohnheiten der Massen wurden sehr viel stärker durch die wirtschaftlichen Erwägungen der Kolonialmächte bestimmt. Im Großen und Ganzen war die kulinarische Beziehung der Briten zu Indien eine eher nehmende denn gebende, wohingegen die französische Küche auf die wohlhabenden Vietnamesen eine größere Anziehung ausübte als umgekehrt. Die indischen Ernährungsvorschriften, die historische Offenheit Vietnams gegenüber chinesischem Einfluss und die Vernarrtheit der Briten des 19. Jahrhunderts in die französische *Haute Cuisine* mögen allesamt zu diesem Resultat beigetragen haben. Wie auch immer, für europäische Kolonisten und gesellschaftlich arrivierte Asiaten gleichermaßen fand die interkulturelle Anpassung nur in Randbereichen statt, am meisten beim Frühstück oder Dessert. Anders verhielt es sich mit den Umbrüchen in den bäuerlichen Essgewohnheiten, die meist den Kern der gewohnten Ernährungsweise betrafen – ein Muster, das in den afrikanischen Kolonien sogar noch stärker ausgeprägt war.

Afrika

Der Handel trug die Flagge des Imperialismus sowohl nach Afrika als auch nach Asien, wobei die Entwicklung mit Handelsposten begonnen hatte, die seit dem 15. Jahrhundert errichtet worden waren. Als die Briten 1807 den Sklavenhandel abschafften, verlegten sich die Kaufleute auf landwirtschaftliche Exporte, vor allem von Palmöl und Erdnüssen. Europäische Forscher und Missionare begannen in den 30er Jahren des 19. Jahrhunderts, das Landesinnere zu kartieren, wenngleich die Aufteilung der afrikanischen Landflächen erst etwa 50 Jahre später stattfand. Die Franzosen rückten von Standorten in Algerien und im Senegal vor, um den Großteil Westafrikas für sich zu reklamieren, während die Briten Land entlang einer Nord-Süd-

Achse von Ägypten bis Südafrika an sich rissen. Das winzige Belgien erwarb eine riesige Kolonie im Kongo, während Portugal Außenposten in Angola und Mozambique erweiterte, die sich schon lange in seinem Besitz befanden. Schließlich sammelten Deutschland und Italien verstreute Gebiete zusammen, die die anderen Mächte übrig gelassen hatten. Um 1900 hatte nur das Königreich Äthiopien erfolgreich seine Unabhängigkeit verteidigt. Nichtsdestoweniger schritt die tatsächliche Besitznahme des Kontinents wegen der Schwierigkeiten der Kommunikation und des Eisenbahnbaus langsamer voran. Erst in den 30er Jahren übten die Europäer tatsächlich eine gewisse Kontrolle über die riesigen Kolonialgebiete aus, die 50 Jahre zuvor auf den Landkarten abgesteckt worden waren.

Obwohl das Bild des einsamen Afrikaforschers mit Tropenhelm und Jagdgewehr im Westen weite Verbreitung fand, vernachlässigt die koloniale Mythologie dabei den langen Zug einheimischer Träger, der die Reisenden mit Dosenfleisch und Keksen, mit Bier, Wein und Vichy-Wasser in Flaschen sowie anderen Grundnahrungsmitteln der europäischen Zivilisation versorgte. Hauptmann Jean-Baptiste Marchand brachte 1898 Champagnerkisten den ganzen Weg vom Kongo nach Faschoda, aber die französische Feier fand ein Ende, als Lord Kitchener den Sudan für Großbritannien beanspruchte. Ungeachtet des Verlangens nach vertrautem Essen erfreuten sich die Europäer auch der Großwildjagd und erörterten oft die geschmacklichen Vorzüge von Zebra, Nilpferd und Krokodil. Mary Kingsley erklärte: »Eine gute Schlange ist, ordentlich zubereitet, eine der besten Fleischarten, die man hier draußen bekommt«. Es überrascht nicht, dass die Kolonisten bei den Afrikanern, die oft nur eine einzige Mahlzeit am Tag zu sich nahmen, in den Ruf kamen, ausschweifend zu sein. In den 30er Jahren hörte die britische Anthropologin Audrey Richards mit an, wie ein jugendlicher Bantu seine Spielgefährten informierte: »Ihr wisst nichts über Europäer! Den ganzen Tag machen sie doch nichts anderes – sie sitzen nur da und rufen: ›Boy! Bring mir Essen.‹«

Der Zwang, die Europäer zu ernähren, sei es vor Ort in Afrika oder durch landwirtschaftliche Exporte nach Europa, veränderte die afrikanische Ökologie auf dramatische Weise. Die empfindliche Bodenbeschaffenheit hatte zur Entwicklung überaus komplexer Landwirtschaftssysteme geführt. In Nigeria beispielsweise bauten Ibo-Bauern zahlreiche Arten von Yams in wechselnden Reihen mit Taro, Erdnüssen und Chilischoten an und kombinierten auf diese Weise einheimische Kulturpflanzen mit asiatischen und amerikanischen. Das sorgte für eine ausgewogene Ernährung, während der Boden zugleich seine Fruchtbarkeit behielt und unregelmäßige Regenfälle kompensiert wurden. Im Gegensatz dazu konzentrierten sich die kolonialen Plantagen auf einzelne Pflanzen, die Gewinn auf europäischen Märkten versprachen. Senegalesische Erdnüsse und nigerianische Ölpalmen fanden neue Verwendung bei der Herstellung von Seife und Industrieschmiermitteln. In den Kaffee- und Kakaoplantagen an der Gold- und der Elfenbeinküste wurden Bewässerung und Düngemittel mit verheerenden langfristigen Folgen für den Boden eingesetzt.

Die Kolonialregimes wirkten sich ebenso dramatisch auf die lokalen Sozialstrukturen aus. Der Versuch, die europäischen landwirtschaftlichen und industriellen Revolutionen in Afrika zu reproduzieren, führte zur Einfriedung – ein Euphemismus für Enteignung – von Land und Viehbeständen. Die Kolonialverwaltung ließ auch verstreut liegende Weiler in größere, feste Dörfer umsiedeln, was die Nachfrage nach Land in Randlage vergrößerte. Das Plantagensystem zog männliche Migranten als Arbeiter aus dem trockenen Landesinneren ab, was die Arbeitsbelastung der zurückbleibenden Frauen verdoppelte. Die zunehmende Vermarktung der Nahrungsproduktion bedrohte das kommunale Unterstützungssystem, das dazu diente, die Risiken einer Missernte auf viele zu verteilen. Obwohl die Menschen traditionell die Früchte ihrer landwirtschaftlichen Tätigkeit selbst mit entfernten Familienmitgliedern teilten, betrachtete man oft die mit dem neu erworbenen Bargeld gekauften Nahrungsmittel als von solchen Verpflichtungen ausgenommen, was zu wachsender sozialer Ungleichheit führte. Koloniale Jagdgesetze bereiteten der gemeinschaftlichen Jagd der Männer ein Ende und beraubten ganze Dörfer einer wichtigen Eiweißquelle. Zugegebenermaßen variierten die Auswirkungen solcher Veränderungen je nach Art der Stammesgesellschaften. Die Abwesenheit der Männer stellte in matrilinearen Gesellschaften, in denen sich die Frauen auf Unterstützung durch Verwandte verlassen konnten, eine relativ geringe Belastung dar. Gemeinschaften, die bereits gut in regionale Märkte integriert waren, waren ebenfalls in geringerem Maße der Zerrüttung ausgesetzt als isoliertere Dörfer, die Subsistenzlandwirtschaft betrieben.

Missionare als Lehrer versuchten die afrikanischen Essgewohnheiten zu verändern, um den Afrikanern bürgerliche christliche Familienwerte einzuimpfen, und die afrikanischen Kulturen erwiesen sich oft als empfänglicher für den europäischen Paternalismus als jene in Südasien. In vielen Gesellschaften schuf der Akt des Ernährens starke Abhängigkeitsbande, so dass Almosen von Dosenrindfleisch oder einem mit dem Jagdgewehr erlegten Elefanten die Diener in die Schuld ihrer europäischen Arbeitgeber brachten. Nicht-muslimische Afrikaner hielten statt flexiblerer Ernährungseinschränkungen der Gemeinschaft eher individuelle Nahrungstabus ein, die in der Weigerung bestanden, eine bestimmte Nahrung zu essen, weil dies als Beleidigung gegenüber dem persönlichen Schutzgeist gegolten hätte.

Die europäischen Mahlzeiten, denen die traditionelle afrikanische Ausgewogenheit zwischen Getreidebrei und Nebenspeisen fehlte, ließen die Afrikaner mit einem Hungergefühl und unbefriedigt zurück. Die Versuche der Missionare, die gewohnten gemeinschaftlichen Mahlzeiten durch die um den Esstisch versammelte Kernfamilie abzulösen, stießen ebenfalls auf Widerstand. Wie in Asien erwies sich die häusliche Sphäre als Schutzraum vieler traditioneller Werte. Audrey Richards folgerte, dass afrikanische Frauen »weit weniger Ehrfurcht vor den Europäern als die Männer« hatten.

Die Wissenschaft legte den Grundstein für das europäische Selbstverständnis als Zivilisationsträger, aber diese Ideologie der rassischen Überlegenheit brauchte relativ lange, um von der Ernährung Notiz zu nehmen und so zu einer eher umweltbezogenen als genetischen Erklärung von Rückständigkeit zu kommen. Die Tropenmedizin konzentrierte sich im Allgemeinen auf Krankheiten, die für europäische Siedler eine Bedrohung darstellten, insbesondere auf die Malaria, wohingegen rein afrikanischen Problemen wie der Schlafkrankheit weniger Aufmerksamkeit zuteil wurde. Die Ernährung kam erst auf die koloniale Agenda, als die Minenunternehmen eine Aufbesserung der Nahrungsrationen forderten, um die Produktivität der afrikanischen Arbeiter zu steigern. Selbst dann wurde die größere Kalorienzufuhr im Allgemeinen durch Kohlehydratversorgung in der praktischen Form von Maniok und Zucker und nicht etwa durch Programme erzielt, die eine ausgewogenere Ernährung für ganze Familien sichergestellt hätten.

Die Afrikaner, die keineswegs passive Untertanen waren, ergriffen selbst die Initiative, um die Anforderungen zu bewältigen, die der europäische Kolonialismus an sie stellte. Der Sine von Senegal nahm erfolgreich die Erdnusspflanzen für den Export in bestehende Fruchtfolgen auf und half so, soziale Netzwerke zu bewahren. Die Frauen und Männer der Ibo konzentrierten ihre Arbeit oft freiwillig auf Palmölexporte, um mehr Bargeld zu verdienen, selbst wenn dies bedeutete, dass die Yamswurzel durch die ertragreichere, aber weniger nahrhafte Maniokfrucht ersetzt wurde.

Ähnliche Ernährungsumstellungen waren oft bei Frauen zu beobachten, die gezwungen waren, traditionell männliche Aufgaben wie das Roden von Land zu übernehmen. Viele alleinstehende Frauen verlegten sich auf das Brauen als regelmäßige Einkommensquelle statt nur als gelegentliche Aktivität für Feste, und Trunksucht nahm trotz der kolonialen Alkoholbeschränkungen zu. Sogar wenn europäische Nahrungsmittel übernommen wurden, geschah dies zu afrikanischen Bedingungen; Kaffee, Tee und Sardinen etwa wurden wegen ihres Prestiges verzehrt, nachdem man den täglichen Getreidebrei und die Beikost gegessen hatte, und nicht als Teil einer regulären Mahlzeit.

Doch die Übernahme europäischer Nahrungsmittel aus Prestigegründen hatte letztlich signifikante und langfristige Auswirkungen auf die Ernährung. Brauereien gehörten zu den ersten Industriebetrieben, die Afrikaner gründeten, und als Flaschenbier das nährstoffreichere frisch gebraute Bier ersetzte, verloren die Frauen eine wertvolle Erwerbsquelle. Nach europäischen Maßstäben erzogene Eliten glaubten mehr und mehr an die kulturelle Überlegenheit der kolonialen Herren. Wild wachsende Blattgemüsearten, Insekten und Kleintiere, die bisher Beiträge zur lokalen Ernährung geleistet hatten, wurden vom Speisezettel gestrichen, während die städtischen Märkte von teurem importierten Weizen und Reis abhängig wurden. An der Elfenbeinküste etwa produzierten Bäckereien perfekte Baguettes, und wertvolle ausländische Devisen wurden verschwenderisch für importierten französischen Käse ausgegeben.

Schlussfolgerung

Wenn der missionarische Eifer, die eigene Zivilisation in die Welt zu tragen, auch scheinbar auf objektiver Wissenschaft beruhte, spiegelte er doch die kulturelle Intoleranz der Europäer wider, die sich hinsichtlich ihrer Essgewohnheiten überlegen wähnten. Das den lokalen Gegebenheiten angepasste Wissen der indigenen Bauern erwies sich langfristig oft als viel produktiver als die kommerzielle Landwirtschaft, die auf Bewässerung und Düngemittel setzte und mit den natürlichen Ressourcen Raubbau betrieb. Und auch die Übernahme der Erkenntnisse der modernen Ernährungswissenschaft gewährleistete nicht immer einen besseren Gesundheitszustand der Menschen, die industriell verarbeitete Nahrungsmittel zu sich nahmen.

Die vielleicht heimtückischste Folge des Kolonialismus war die Zerstörung der gesellschaftlichen Mechanismen, die dazu dienten, kollektives Überleben in schwierigen Lebensräumen zu sichern. Die Europäer wendeten bewusst eine Politik des »teile und herrsche« an, indem sie die Zusammenarbeit der Einheimischen mit der Kolonialmacht auf einer individuellen Basis hochprofitabel machten und so Stammes- und religiöse Rivalitäten verschlimmerten. Aber selbst den einheimischen Eliten, die mit den Kolonialherrschern zusammenarbeiteten, war Gleichrangigkeit innerhalb der europäischen Rassenhierarchie verwehrt. Überdies verlagerte die koloniale Schulausbildung im 20. Jahrhundert ihren Schwerpunkt weg von kultureller Assimilation und hin zu proletarischen handwerklichen Fertigkeiten.

Das Resultat der kulinarischen Einmischung scheint insgesamt stärker durch die Auswirkungen des Kolonialismus als durch einheimische Sozialstrukturen bestimmt worden zu sein. Die asiatischen Eliten, die ihre eigene *Haute Cuisine* pflegten, erwiesen sich dabei als resistenter gegenüber den europäischen Einflüssen als die afrikanischen Oberschichten. Aber die imperialistische Ausbeutung hatte schwere ernährungsbezogene Folgen für die Unterschichten beider Kontinente. Die Versuche unterworfener Völker, die internationale Arbeitsteilung den eigenen Bedürfnissen anzupassen, wurden überdies durch die koloniale Verbreitung von Nutzpflanzen unterlaufen. Die Briten errichteten zum Beispiel in Indonesien Palmölplantagen, um mit nigerianischen Produkten zu konkurrieren, und trieben so beide Gesellschaften in die Verarmung. Doch nicht der Kolonialismus allein sorgte dafür, dass Nahrung im späten 19. Jahrhundert rund um die Welt befördert wurde; die Wanderbewegungen proletarischer Arbeiter trugen ebenfalls zu der andauernden Globalisierung der Kochweisen bei.

Weiterführende Literatur

Die grundlegende Studie zur Kochkultur in der Kolonialzeit ist:
Jack Goody, Cooking, Cuisine and Class: A Study in Comparative Sociology, Cambridge, 1982.

Zu Afrika siehe auch:
Eno Blankson Ikpe, Food and Society in Nigeria: A History of Food Customs, Food Economy and Cultural Change, 1900–1989, Stuttgart 1994.

Diana Wylie, Starving on a Full Stomach: Hunger and the Triumph of Cultural Racism in Modern South Africa, Charlottesville 2001.
Alice L. Conklin, A Mission to Civilize: The Republican Idea of Empire in France and West Africa, 1895–1930, Stanford 1997.

Zu Asien:
K. T. Achaya, The Food Industries of British India, Delhi 1994.
E. M. Collingham, Imperial Bodies: The Physical Experience of the Raj, c. 1800–1947, Cambridge 2001.
Milton E. Osborne, The French Presence in Cochinchina and Cambodia: Rule and Response (1859–1905), Ithaca 1969.
David Burton, French Colonial Cookery, London 2000.

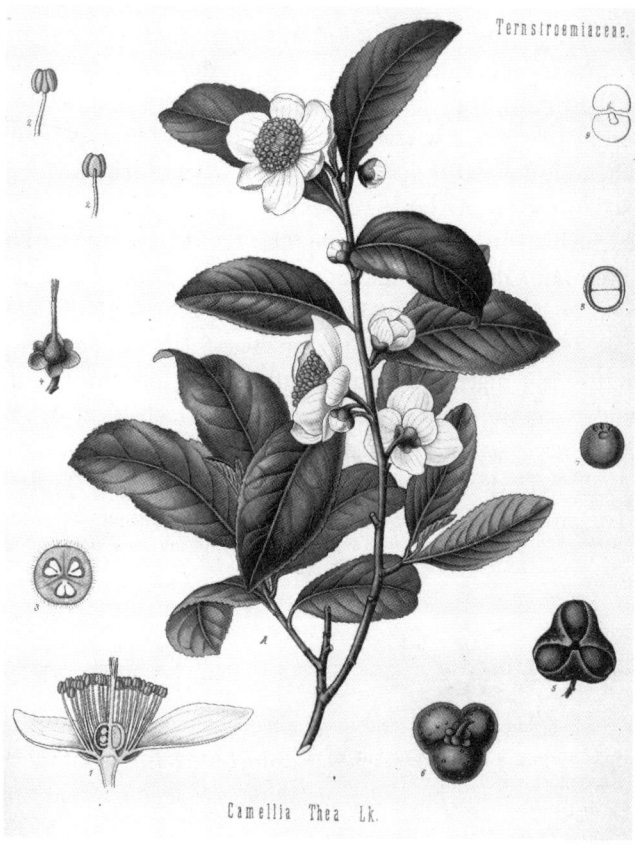

Tee
Camellia thea

4 Die Migrantenküchen

Dampfschiffe und Eisenbahnen eröffneten nicht nur Kolonialherrschern eine neue Welt der Mobilität, sondern auch gewöhnlichen Arbeitern – jenen also, die tatsächlich die Kohle abbauten und die Schienen legten, um solche Reisen möglich zu machen. In den sechs Jahrzehnten von der Großen Irischen Hungersnot bis zum Ersten Weltkrieg waren mehr als 50 Millionen Menschen auf der Suche nach neuen Möglichkeiten rund um den Globus unterwegs. Von diesen vielen proletarischen Migranten kehrten die meisten Europa als freie Arbeiter den Rücken und ließ sich in den gemäßigten Klimazonen Nord- und Südamerikas sowie Australasiens nieder. Viele Asiaten und Afrikaner verließen ihre Heimat als zwangsverpflichtete Arbeiter, oft als Kulis bezeichnet. Sie stellten nach der Abschaffung der Sklaverei die Hauptarbeitskräfte auf tropischen Plantagen. Wie die Beispiele der Chinesen und Italiener zeigen, bewältigten Migranten schwierige Arbeitsbedingungen und hatten häufig mit Diskriminierung zu kämpfen, wenn sie ihre traditionellen Lebensstile und Rezepte neu interpretierten, während sie aus einer Haltung demonstrativer Weltoffenheit der Arbeiterklasse heraus, die erheblich zur kulinarischen Globalisierung beitrug, mit neuartigen Nahrungsmitteln experimentierten.

Aus mannigfaltigen Gründen wurden die Migrantenarbeiter aus ihren Heimatländern vertrieben und zugleich von neuen Ländern angezogen. China litt im 19. Jahrhundert unter weit verbreiteter Instabilität und Hunger, als Kolonialkriege und Aufstände im Innern die Qing-Dynastie unterminierten. Der Kampf um die nationale Einigung Italiens verursachte weit weniger Umbrüche, aber die Arbeiter litten unter dem internationalen Wettbewerb und der Bevorzugung der Industriellen und Großgrundbesitzer durch die neue, 1861 ins Leben gerufene Nationalregierung. Trotz dieser Probleme handelte es sich bei den Menschen, die über die Mittel zur Auswanderung verfügten, selten um die wirklich Armen. In China war das wohlhabende Perlendelta, das den schlimmsten Auswüchsen der Taiping-

Rebellion entging, die Region, aus der die meisten Menschen fortgingen. Handelsschiffe brachten Nachrichten von den Goldfunden in Kalifornien und Australien und inspirierten Glücksritter dazu, Guangzhou (Kanton) zu verlassen. Auch italienische Migranten folgten der Verlockung von besserer Arbeit und Brot – *pane e lavoro*. Folglich überwog die Anziehungskraft der sich im Ausland bietenden Chancen oft den Antrieb durch die Nöte in der Heimat, und Millionen von Migranten kehrten später in ihre Heimatländer zurück, um die Früchte ihrer Arbeit zu genießen.

Migranten bildeten umfassende soziale Netzwerke, um so die Entwurzelung aus ihren Heimatländern zu kompensieren. Chinesische und auch italienische Arbeiter gingen gewöhnlich ohne weibliche Verwandte in die Fremde und mussten häusliche Pflichten wie etwa das Kochen selbst übernehmen. Um einen gewissen Schutz und Gesellschaft zu haben, suchten sie die Nähe zu Menschen aus ihrer Heimatstadt oder -region und bildeten Gemeinschaften, die auf gegenseitiger Hilfe beruhten. Einzelpersonen, die sich in einem anderen Land niederließen, nutzten ihr Wissen und ihre Ressourcen, um Verwandte und Nachbarn nachkommen zu lassen. Dieses Muster einer »Kettenmigration« schuf transnationale Familien und Gemeinschaften, die durch regelmäßige Kommunikation, Geldtransfers und Reisen über den Atlantik oder Pazifik miteinander verbunden waren. Der kulturelle Austausch innerhalb dieser Gemeinschaften erstreckte sich auch auf Nahrungsmittel, die infolgedessen sowohl in den Heimatländern als auch in den Migrantensiedlungen einen Wandel durchliefen.

Die Erfahrungen der Migranten in Nord- und Lateinamerika waren sehr unterschiedlich, je nach Herkunft und sozialem Hintergrund der Arbeiter und Art der Gesellschaft, die sie aufnahm. Die Nordamerikaner schauten schon mit Argwohn auf die Neuankömmlinge aus Süd- und Osteuropa, auf die so genannte »gelbe Gefahr« aus Asien reagierten sie mit besonderer rassistischer Heftigkeit. Italienern fiel es nicht allzu schwer, sich in die multirassischen, katholischen Gesellschaften Argentiniens und Brasiliens zu integrieren. Zwangsverpflichtete Arbeiter aus China schufteten unter den schlimmsten Bedingungen auf den tropischen Plantagen Kubas und Perus, aber um die Jahrhundertwende boten sich ihnen möglicherweise bessere Möglichkeiten zum sozialen Aufstieg als ihren Landsleuten in Nordamerika. Migranten in ganz Amerika suchten ihre traditionellen Kulturen in die neue Heimat zu verpflanzen, obwohl chinesische und italienische Gerichte dort oft im Vergleich zur heimatlichen Version kaum mehr wiederzuerkennen waren.

Chopsuey

Westliche Vorstellungen von der Arbeit der Kulis entsprechen nicht der Vielgestaltigkeit chinesischer Migrationsmuster. Bereits im 18. Jahrhundert hatten sich Kaufleute und Handwerker in ganz Südostasien niedergelassen und spielten seitdem eine wichtige Rolle bei der Befriedigung der chinesischen Nachfrage nach Pfeffer und anderen Gewürzen. Im 19. Jahrhundert nahm diese Region weitere Millionen chinesischer Migranten auf. Die meisten derjenigen, die nach Nordamerika und Australien segelten, taten dies als freie Migranten, obwohl sie im Allgemeinen arbeiten mussten, um das Geld, das sie sich zur Begleichung der Überfahrt geliehen hatten, zurückzuzahlen. Nur die wenigsten Chinesen, vielleicht unter 300 000, kamen als zwangsverpflichtete Arbeiter auf Plantagen nach Kuba und Peru, wo ihre bedrückende Notlage als »zweite Sklaverei« bekannt wurde.

Chinesische Migranten begegneten in Australien, Kanada und den Vereinigten Staaten weit verbreiteten Vorurteilen. Siedler englischer Herkunft ärgerten sich über die ausländische Konkurrenz, und oft richteten sich rassistische Kommentare gegen die chinesische Ernährungsweise: »Sie folgen unseren schwer arbeitenden Leuten dicht auf den Fersen, stehlen ihnen ihre Gewerbe, verbilligen die Arbeitskraft, und dann setzen sie sich zu einer Mahlzeit aus Reis und Kartoffelsprossen nieder, bei der ein kräftiger Weißer verhungern würde.« Viele Migranten kamen schließlich als Beschäftigte in Wäschereien und als Köche unter, in häuslichen Aufgabenbereichen also, die europäische Männer als unter ihrer Würde ansahen. Viele arbeiteten auch als Pachtbauern und verkauften an der ganzen Pazifikküste als Kleinhändler frisches Gemüse. Trotz der wirtschaftlichen Leistung der Migranten waren die Chinatowns in der allgemeinen Vorstellung nichts als riesige Opiumhöhlen. Diese Geisteshaltung gipfelte 1882 im *Chinese Exclusion Act*, einem Gesetz, das chinesischen Arbeitern die Einreise in die USA verbot.

Chinesische Migranten in Lateinamerika fingen ihr neues Leben unter viel schlechteren Startbedingungen an, aber viele erlangten schließlich in ihren Wahlheimatländern Status und Staatsbürgerschaft. Die Rekrutierung von Kulis begann um die Mitte des 19. Jahrhunderts, als die Plantagenbesitzer nach der Abschaffung des Sklavenhandels andere Formen der Zwangsarbeit schufen. Die Sterblichkeitsrate war hoch, weil die Löhne kaum das Existenzminimum deckten, und jene, die überlebten, wurden im

Allgemeinen bei Vertragsende repatriiert. Dennoch gewannen Plantagenarbeiter oft ihre Freiheit und arbeiteten dann als Hausangestellte, Pachtbauern oder Kleinhändler. Obwohl auch in Lateinamerika Vorurteile weit verbreitet waren, insbesondere in eben den Arbeiterschichten, die ihre Lebensmittel bei chinesischen Ladenbesitzern kauften, assimilierten sich die Migranten als Staatsbürger ihrer neuen Heimatländer. Vor allem chinesische Peruaner fanden als ein Gegengewicht zur indigenen Bevölkerung in der Mittelschicht Akzeptanz, und *chifas* (chinesische Restaurants) wurden quer durch alle peruanischen Gesellschaftsschichten beliebt.

Wohin sie auch auswanderten, suchten Chinesen nach vertrauten Nahrungsmitteln und machten ethnische Lebensmittelgeschäfte zu einer wichtigen Einrichtung innerhalb der Migranten-Gemeinschaft. Das Grundnahrungsmittel Reis bildete das wichtigste Importgut und kam aus China und Hawaii, bis im frühen 20. Jahrhundert in Kalifornien mit dem kommerziellen Reisanbau begonnen wurde. Chinesische Lebensmittelhändler führten auch eine große Bandbreite von Gewürzen, Kräutern und Naturheilmitteln, von Sojasauce, Tofu und Ingwer bis hin zu Bambussprossen, getrockneten Meeresfrüchten und Ginseng. Migranten transportierten sogar lebende Fische und Schalentiere, um damit Bäche und Bewässerungsgräben zu besetzen, und sie bauten in San Francisco mit dem Shrimpsfang einen ganzen Industriezweig auf, ehe sie in den 1880er Jahren durch italienische Migranten abgelöst wurden.

Die Chinesen stellten für elegante Restaurants und Privathäuser ein unentbehrliches Reservoir an Arbeitskräften dar, aber ihre Speisen erhielten bald ein eher ärmliches Image. Die ersten chinesischen Restaurants, die um 1850 in San Francisco eröffnet wurden, servierten wohlhabenden Stammgästen englischer Herkunft für kurze Zeit klassische chinesische Festtagsgerichte, bis eine gegen Ausländer gerichtete Stimmung die Besitzer zwang, sich in ethnische Enklaven zurückzuziehen. Nichtsdestotrotz führten chinesische Küchenchefs die Küchen von einigen der besten französischen Restaurants Kaliforniens. Migranten arbeiteten auch als Köche auf den Verpflegungswagen, die Eisenbahnarbeiter oder Cowboys weit entfernt von zu Hause versorgten. Restaurants in chinesischem Besitz servierten dem Durchschnittskunden gewöhnlich sein amerikanisches Essen, obwohl Kunden aus der Arbeiterschicht durchaus auch auf den Geschmack der preiswerten Mahlzeiten chinesischen Stils kamen, die oft zum Mitnehmen verkauft wurden. In Kuba und Peru hatten die Restaurants häufig zweigeteilte Speisekarten, mit hispanischen Gerichten auf der einen und chinesischen Gerichten auf der anderen Seite, was auf die offensichtliche Unvereinbarkeit der östlichen und westlichen Kochweisen hindeutete. Selbst chinesische Gerichte wurden den lokalen Geschmacksrichtungen und Zutaten angepasst; so erfand angeblich ein Koch in San Francisco das Chopsuey, als er für eine Gruppe hungriger Minenarbeiter, die eines Abends spät ins Lokal kam, einfach Reste zusammenwarf.

Nachfolgende Generationen von in Amerika geborenen Chinesen begannen, die gängige Vorstellung von der chinesischen Küche allmählich zu korrigieren, und vermarkteten die Chinatowns als exotische, aber faszinierende Touristenattraktionen. In den späten 1920er Jahren kamen chinesische Restaurants mit Bedienung in San Francisco und Lima erneut in Mode, wenngleich mit einer kleinen Bandbreite an amerikanisierten Gerichten. Diese Lokale wollten negative Klischees kippen und dem Durchschnittskunden vermitteln, wie er es anstellen solle, um die chinesische Kost richtig zu genießen. Eine standardisierte Speisekarte schlug vor: »Wenn bei einer Gesellschaft von vier Personen nicht jeder einzeln bestellt, sondern alle zusammen eine Vielzahl von Gerichten bestellen, die gemeinsam auf den Tisch gebracht werden und von denen sich jeder auf seinen Teller nehmen kann, bekommt man ein wirklich wunderbares Mahl zu einem geringen Preis. Probieren Sie es aus.«

Die Migration änderte die Essgewohnheiten in China nur langsam. Weil die Herkunft der Migranten auf wenige Regionen begrenzt war, verbreiteten sich aus Südostasien oder Amerika übernommene kulinarische Gepflogenheiten im Land nicht sehr stark. Dank der Geldsendungen aus der Ferne konnten viele Familien von Migranten sich besser ernähren, als ihnen dies sonst möglich gewesen wäre, aber sie strebten für gewöhnlich den Anschluss an die wohlhabenden Schichten ihrer Heimat an und befolgten deren Essgewohnheiten. Westliche Nahrungsmittel tauchten zuerst in Kolonialhotels auf, und selbst die Einwohner Hongkongs begannen erst in den 40er Jahren, in spezialisierten Cafés einiges davon auszuprobieren.

Spaghetti und Fleischklößchen

In Italien unterschieden sich die Regionalküchen stark voneinander, und die im Süden üblichen Makkaroni waren etwas völlig anderes als die Polenta und der Risotto, die im Norden verzehrt wurden. Im Unterschied zu den chinesischen Migranten, die fast ausschließlich aus einigen wenigen Küstenregionen kamen, verließen Italiener aus allen Regionen ihre Heimat und verbreiteten ihre unterschiedlichen Kochtraditionen rund um die Welt. In der frühen Neuzeit hatten erfahrene, meist aus dem italienischen Norden stammende Kunsthandwerker die Zivilisation der Renaissance nach ganz Europa gebracht. Im 19. Jahrhundert folgten Migranten aus dem Piemont und der Lombardei weiterhin den altbekannten Pfaden in die Schweiz und nach Frankreich, während sie sich gleichzeitig zu neuen Zielen gen Südamerika aufmachten, vor allem in die Großstädte Buenos Aires und São Paulo. Das Bourbonen-Königreich der beiden Sizilien hatte lange Zeit zum Migrantenstrom in das Spanische Weltreich beigetragen, aber nach der italienischen Staatsgründung gingen Bauern aus dem Süden auch in großer Zahl in die Vereinigten Staaten. Mehr als 14 Millionen Migranten verließen zwischen 1876 und 1914 Italien, von denen die Hälfte schließlich wieder in die Heimat zurückkehrte.

Italiener entgingen im Allgemeinen der für asiatische Arbeiter üblichen Zwangsverpflichtung, aber sie dienten dennoch oft in einer Art Arbeitsbrigade, um die Schulden an die *padroni* abzuzahlen, die ihre Überfahrt und manchmal auch ihre Verpflegung organisierten. Männliche Arbeiter landeten meist im Baugewerbe, im Bergbau und in der gewerbsmäßigen Landwirtschaft, während die in der Minderzahl befindlichen Arbeiterinnen – es gab mehr italienische als chinesische Migrantinnen – in der Textil- und Bekleidungsindustrie tätig wurden. In Nordamerika wurden die Migranten in ethnischen Gemeinschaften, *Little Italy* genannt, isoliert, denen schnell das Klischee der Kriminalität anhaftete. Durch die Brille des Vorurteils gesehen waren Italiener pozentielle Mafiosi, so wie die Chinesen als Opiumsüchtige gefürchtet waren. Aber obwohl Außenstehende die Gemeinschaft der Auslandsitaliener als ethnisch homogen betrachteten und auf den Begriff *dago* reduzierten, was in etwa dem »Makkaronifresser« entspricht, blieben sich die Italoamerikaner der regionalen Besonderheiten bewusst und hielten die Verbindungen zu ihren Herkunftsorten aufrecht. Wie es in einem Bericht aus den 30er Jahren heißt: »Jeder Bezirk, jede Stadt und jede Provinz Italiens ist in New York durch ein eigenes Restaurant vertreten, das als Treffpunkt für die eigenen Landsleute dient.«

Gastronomen und heimische Köche stürzten sich gleichermaßen in Unkosten, um lokale Rezepte nachzukochen, und die landwirtschaftliche Fülle Nord- und Lateinamerikas ermöglichte es einfachen Arbeitern, zu essen wie Reiche in der alten Heimat. Italienische Festtagsspeisen, einschließlich Aal, Anchovis und getrocknetem Kabeljau – allesamt absonderliche Nahrungsmittel für den amerikanischen Durchschnittsverbraucher –, wurden zusammen mit großen Mengen Käse, Olivenöl und getrockneten Pilzen von italienischstämmigen Lebensmittelhändlern importiert. Italienische Fleischer spezialisierten sich auf Lamm- und Ziegenfleisch sowie Innereien und besondere Würste, die zu Weihnachten oder Ostern gegessen wurden. Ein Einwohner des Bostoner North End erklärte: »Italiener kaufen Lebensmittel nicht im nächsten Geschäft, sondern gehen in den Laden, von dem sie wissen, dass er ihre regionalen Lieblingsspeisen führt.« Im 19. Jahrhundert aßen die Amerikaner relativ wenig Salate, so dass die Migranten ihre Tomaten, Blattgemüse und Feigen in kleinen Küchengärten selbst zogen, sogar in den beengten New Yorker Mietwohnungen. Sie stellten auch selbst Chianti her, den sie in Umkehrung ethnischer Schmähungen liebevoll *Dago Red* nannten. Im Zuge dieser Selbstversorgung mit Nahrungsmitteln machten die Italiener auch die amerikanischen Verbraucher mit Brokkoli, Fenchel, Sellerie und anderen Gemüsearten vertraut und lieferten der kalifornischen Weinindustrie gleichzeitig unschätzbares Fachwissen.

Italienische Migranten leisteten in Südamerika kulinarisch vielfach Ähnliches wie in Nordamerika, aber ihre Bemühungen schienen hier auf größere Anerkennung zu stoßen. Die meisten von ihnen schufteten in den Fleischverarbeitungsbetrieben von Buenos Aires oder auf den Kaffeeplantagen von São Paulo. Nur die wenigen, die mit einem gewissen Kapital ankamen, hatten Erfolg und wurden zu treuen Vertretern des lokalen Bürgertums. Doch selbst einfache Arbeiter wurden herzlich in das nationale Leben einbezogen und nicht in ethnischen Enklaven abgesondert. Mailänder Kalbsschnitzel und Fleischkuchen, in Italien seltene Festtagsspeisen, wurden zu gewöhnlichen brasilianischen Gerichten, ebenso Salate und Polenta. Die argentinische Kochbuchautorin Doña Petrona Carrizo de Gandulfo nahm in ihren Bestseller auch Risottos und frische Pastagerichte auf. Neben deutschen Migranten leisteten auch Italiener einen Beitrag zur lokalen Weinindustrie. Lateinamerikaner bevorzugten somit norditalienische Gerichte, wohingegen in den Vereinigten Staaten neapolitanische und sizilianische Makkaroni beliebter waren.

Darüber hinaus hielt man in Nordamerika viel länger an den Traditionen der angelsächsischen Küche fest, während die Lateinamerikaner die Speisen der Migranten bereitwillig übernahmen. Als die Wanderungsbewegung in der ersten Dekade des 20. Jahrhunderts einen Höhepunkt erreichte, versuchte man den Neuankömmlingen die lokale Kultur aufzuzwingen, samt Schmorfleisch und in Tomatensauce gekochten Bohnen. Ein Sozialarbeiter berichtete mit folgenden Worten über den Besuch einer italienischen Familie: »Essen noch immer Spaghetti – noch nicht assimiliert«. Doch die Migranten entwickelten ihre eigenen, unterschiedlichen Vorstellungen von Gesellschaft und Nation. Ein Italoamerikaner erinnerte sich später:

> Es kam mir nie in den Sinn, dass allein die Tatsache, dass ich US-amerikanischer Staatsbürger war, bedeutete, dass ich ein »Amerikaner« war. »Amerikaner« waren Leute, die Erdnussbutter und Gelee auf pappigem Weißbrot aßen, das aus einem Plastikbeutel kam.

Italienisches Essen begann allmählich das Interesse der Nordamerikaner zu wecken, zuerst der unkonventionellen Künstler und Schriftsteller. Später lockten Gastronomen die Kunden mit billigem Essen und billigem touristischen Flair – mit singenden Kellnern und karierten Tischtüchern. Die Nahrungsmittelindustrie veränderte die italienischen Gerichte noch weiter. Man denke vor allem an die als Konserven abgefüllten Pastagerichte des italienischen Küchenchefs Hector Boiardi, der seinen Namen der leichteren Aussprache wegen Boyardee schrieb. Italoamerikaner füllten schließlich ganze Speisekarten mit Spaghetti und Fleischklößchen, Pepperonipizza und anderen Gerichten, die nur mehr geringe Ähnlichkeit mit den Speisen des Heimatlandes aufwiesen. In der Tat erfand die ethnische italienische Gemeinde eine Nationalküche, die es in Italien in Wirklichkeit nie gab.

Nichtsdestotrotz beeinflussten die Migranten, die wegen ihrer regelmäßigen Reisen hin und her über den Atlantik *golondrini* (Schwalben) genannt wurden, die Essgewohnheiten der italienischen Arbeiterschicht daheim. Das während der Arbeit im Ausland gesparte Geld erlaubte ihnen, die üppigeren Ernährungsweisen, an die sie sich in Nord- und Lateinamerika gewöhnt hatten, beizubehalten. Weniger vom Glück begünstigte Nachbarn kritisierten die *americani* für ihr ausschweifendes Konsumverhalten, weil sie »Fleisch und ausgefallene Speisen« statt der einfachen Gerichte der bäuerlichen Selbstversorger aßen. Doch in der Folge wurden Festtagsgerichte, Makkaroni und Tomaten, reichlich Käse, Espresso mit Zucker und andere, früher seltene Genussmittel zu Alltagsspeisen für Arbeiter, Bauern und Stadtbürger gleichermaßen.

Schlussfolgerung

Aus den Erfahrungen der proletarischen Migration des 19. Jahrhunderts lassen sich einige Gemeinsamkeiten herauskristallisieren. Italiener und Chinesen waren von unschätzbarem Wert für die wirtschaftliche Entwicklung Nord- und Lateinamerikas, da sie in großer Zahl für die Eisenbahngesellschaften, in der Landwirtschaft und im Baugewerbe arbeiteten, doch in der allgemeinen Vorstellung wurden sie mit Kriminalität, der Mafia und Opiumhöhlen in Verbindung gebracht. Migranten aus Europa und Asien nahmen üblicherweise in Amerika eine viel üppigere Kost, insbesondere mehr Fleisch, zu sich als in ihrer Heimat, doch in anderer Hinsicht gestaltete sich ihre Ernährung aufgrund der Tatsache, dass es an vertrauten Gemüsearten mangelte, zugleich dürftiger. Diese neuen Ernährungsformen fanden zuerst in Künstlerkreisen und bei den Arbeiterschichten Anklang, um schließlich breite gesellschaftliche Zustimmung zu gewinnen, auch wenn die Einheimischen ihre Xenophobie beibehielten.

Unterschiede in den Migrationserfahrungen bei Chinesen und Italienern rührten weitgehend von solchen Vorurteilen her. Obwohl Italiener durchaus nicht immer als Weiße betrachtet wurden, waren Chinesen in jedem Fall rassische Außenseiter. Solche Diskriminierung hemmte den Übergang der Junggesellengesellschaften der Migranten zu etablierten Familien, und Gesetze gegen Rassenmischung unterbanden Heiraten mit Angelsachsen. Nichtsdestotrotz führten nicht allein Diskriminierung und die Unmöglichkeit, einen Ehepartner zu finden, zu häufiger Rückkehrmigration, sondern auch die fortbestehenden Bindungen an Familie und Heimat. Ein weiterer Unterschied zwischen den Migrantengruppen rührte von dem mangelnden Rückhalt her, den die Chinesen bei der Qing-Dynastie hatten, wohingegen der italienische Staat nach der Einigung im Jahre 1870 die italienischen Gemeinden in Übersee als eine Form imperialer Kolonisierung ansah. Doch trotz der staatsbildenden Anstrengungen der Eliten betrachteten es die Migranten selbst oft keineswegs als unvereinbar, gleichzeitig chinesisch-peruanisch oder italienisch-kanadisch zu sein. Solche Einstellungen beeinflussten auch den Umgang mit unterschiedlichen Essgewohnheiten, wodurch eigene Esskulturen entstanden, die aus den Gepflogenheiten der Geburtsländer wie auch der Wahlheimaten schöpften. Solche Muster kulinarischen Austausches, wie sie die chinesischen und italienischen Migranten im 19. Jahrhundert begründeten, wirkten auch noch weiter, als die Migranten des 20. Jahrhunderts einen globalen Geschmack kreierten.

Weiterführende Literatur

Den besten Überblick über Migration gibt:
Dirk Hoerder, Cultures in Contact: World Migration in the Second Millennium, Durham 2002.

Zur italienischen Migration:
Donna R. Gabaccia, Italy's Many Diasporas, London 2000.
Donna R. Gabaccia, We Are What We Eat: Ethnic Food and the Making of Americans, Cambridge 1998.
Hasia Diner, Hungering for America: Italian, Irish, and Jewish Foodways in the Age of Migration, Cambridge 2001.

Zur chinesischen Migration:
Yong Chen, Chinese San Francisco, 1850–1943: A Trans-Pacific Community, Stanford 2000.
Sucheng Chan, This Bittersweet Soil: The Chinese in California Agriculture, 1860–1910, Berkeley 1986.
Adam McKeown, Chinese Migrant Networks and Cultural Change: Peru, Chicago, Hawaii, 1900–1936, Chicago 2001.
J. A. G. Roberts, From China to Chinatown: Chinese Food in the West, London 2002.
David Y. H. Wu / Tan Chee-beng (Hg.), Changing Chinese Foodways in Asia, Hongkong 2001.

TEIL III
Der globale Geschmack

Die Nahrungsgrundlagen waren bereits zu Beginn des 20. Jahrhunderts stark globalisiert. Die frühmoderne Verbreitung von Anbaupflanzen hatten die ertragreichsten Getreidearten und Viehsorten in praktisch alle Regionen gebracht, wo sie wirtschaftlich angebaut beziehungsweise gezüchtet werden konnten. Chilischoten, Zitrusfrüchte und andere neue Gewürze und Geschmackszutaten hatten in der Zwischenzeit die Geschmackspräferenzen weltweit verändert. Die Industrialisierung des 19. Jahrhunderts trug weiter zur Vervollständigung der globalen Versorgung bei. Verbesserte Transportmöglichkeiten und koloniale Eroberungen machten es möglich, dass Fleisch aus den australischen Outbacks und aus den südamerikanischen Pampas wie auch Kaffee und Tee von tropischen Plantagen in Bengalen und Burundi zu alltäglichen Waren auf den europäischen Tischen wurden. Proletarische Wanderbewegungen führten zu noch größerer Vielfalt in der internationalen Mischung von Essgewohnheiten in städtischen Gebieten von London bis Lima, wo die Bewohner und Besucher die Kochweisen der fünf Kontinente innerhalb weniger Straßenblocks kosten konnten. Das Entstehen eines »globalen Geschmacks« im 20. Jahrhundert stellte somit keine radikale Abkehr von der Vergangenheit, sondern vielmehr die Intensivierung bestehender interkultureller Verbindungen dar.

Und das 20. Jahrhundert brachte auch keinen stetigen Fortschritt in Richtung globaler Überfluss; Krieg und Diktatur ließen das Schreckgespenst der Hungersnot für die wohlhabenden Bürger Westeuropas wiederaufleben. Industrielle Kriegsführung im Zeitalter des Nationalismus machte Hunger zu einem Werkzeug der Militärstrategen. Während der beiden Weltkriege bedienten sich die gegnerischen Mächte Blockaden und strategischer Bombardements, um die feindliche Bevölkerung zur Aufgabe zu zwingen. Die Weltwirtschaftskrise der 30er Jahre untergrub weiter den wirtschaftlichen Vorteil der Industriegesellschaften. Um solche Notlagen zu überleben, bestanden Diktaturen und liberale Demokratien gleichermaßen auf noch größerer Kontrolle über die Nahrungsmittelversorgung. Die sich daraus ergebende Nationalisierung der Nahrungspolitik verlagerte das Machtgleichgewicht innerhalb der öffentlichen Sphäre. Die Regierungen versuchten, sich die Fülle der landwirtschaftlichen Produktivität nutzbar zu machen, um industrielle Modernisierung zu erreichen, aber diese Kampagnen verstärkten die zwischen Land und Stadt bestehenden Konflikte. In sogar noch größerem Ausmaß vertraten die faschistischen Diktatoren die Überzeugung, sie müssten die Ernährungsweisen der Bevölkerung verändern, um nationale Größe zu erlangen und Abhängigkeit von importierten Nahrungsmitteln zu vermeiden. Der Kalte Krieg eröffnete eine neue Front im Kampf um wirtschaftliche und politische Vorherrschaft. Obwohl die Bedrohung einer nuklearen Konfrontation und von Stellvertreterkriegen die strategischen Überlegungen beherrschte, wurde die Rivalität zwischen Kapitalismus und Kommunismus in Europa hauptsächlich durch Propaganda ausgefochten. Der marxistische dialektische Materialismus versprach Arbeitern ein Paradies auf Erden, und ihr Versagen, ihre Bürger mit Konsumgütern zu versorgen oder sie auch nur angemessen zu ernähren, unterminierte letztlich die kommunistischen Regimes. Überdies bot die Nahrungspolitik Frauen neue Möglichkeiten, außerhalb des häuslichen Bereichs Einfluss zu erlangen. Während Hausfrauen an den Hungerrevolten der Vergangenheit teilgenommen hatten, stellten im 20. Jahrhundert die Anstrengungen der Frauen, ihre Familien zu ernähren und zu versorgen, eine wichtige Begründung für das Frauenwahlrecht dar. Debatten um Mutterschaft und Haushaltsführung waren so das Sprungbrett zu einer umfassenderen politischen Beteiligung der Frau.

Die vielleicht größte politische Veränderung in der zweiten Hälfte des 20. Jahrhunderts war der Niedergang der europäischen Kolonialreiche. Durch die Verheerungen der beiden Weltkriege waren die Kolonialmächte nicht in der Lage, die Ausbreitung der Unabhängigkeitsbewegungen in Afrika und Asien von den 40er Jahren bis in die 70er Jahre zu verhindern. Die Anführer dieser Bewegungen träumten von der Umwandlung ihrer traditionellen Gesellschaften in moderne Industrienationen, doch standen dem große Hindernisse im Weg. Versuche, geeinte Nationen zu schaffen, scheiterten an ethnischen Feindseligkeiten, die noch von kolonialen Grenzziehungen herrührten, die eher auf europäischen Rivalitäten als auf den gesellschaftlichen Gegebenheiten beruhten. Zudem hatten Handel und Investitionen in den Kolonien eher Reichtum für das Mutterland herausziehen als eine ausgewogene Entwicklung innerhalb der Kolonien sichern sollen. Nichtsdestotrotz wiederholten die neuen Eliten bei ihrem Versuch, urbane industrielle Ökonomien zu schaffen, oft die Fehler ihrer kolonialen Lehrer. Landwirtschaftliche Modernisierungsprogramme legten den Schwerpunkt auf die europäischen Cash Crops (für den Verkauf bestimmte Sorten) statt auf die robusteren lokalen Alternativen, und die Profite wurden an den Kleinbauern vorbeigeschleust, um bombastische, oft schlecht geplante Industrieprojekte zu finanzieren.

Gegen Ende des 20. Jahrhunderts hatten viele begonnen, die Überlebensfähigkeit der Agrarindustrie in Europa und Nordamerika in Frage zu stellen. Obwohl stark subventioniert, waren bäuerliche Kleinbetriebe zunehmend unfähig geworden, wirtschaftlich überleben zu können. Überdies war die landwirtschaftliche Produktivität durch hohe Gaben von chemischen Düngemitteln und Pestiziden erreicht worden, und die Fleischversorgung hing von Massentierhaltung und Antibiotika ab. Neue Technologien wie genetisch veränderte Nahrungsmittel weckten noch größere Bedenken hinsichtlich der Langzeitfolgen für die Gesundheit der Menschen und der Umwelt; diese Sorgen wurden durch die Weigerung der Unternehmen, ihre Produkte adäquat zu testen, verstärkt. Das Tempo der Veränderung war ebenso schnell für Verbraucher, die von Fastfood-Ketten und Fertignahrung trotz der daraus resultierenden Fehlernährung und Fettsucht immer stärker abhängig wurden. Vor allem junge Leute in den modernen Gesellschaften nahmen zunehmend seltener ausgewogene Mahlzeiten im häuslichen Rahmen zu sich.

Paradoxerweise fielen diese Veränderungen zufällig zeitlich mit einem wachsenden Interesse an kulinarischen Experimenten zusammen. Ein weiterhin hohes Maß an weltweiter Migration führte zu sich ständig wandelnden Gelegenheiten zum Verzehr ethnischer Gerichte, da die chinesischen und italienischen Unterschichtenlokale des 19. Jahrhunderts mit regionalen Kochweisen einen höheren Status erlangten und in den Vereinigten Staaten von mexikanischen und vietnamesischen Neuankömmlingen abgelöst wurden. Nahrung stellte auch ein wichtiges Thema des Tourismus dar, der ein zunehmend wichtiger Sektor der internationalen Ökonomie wurde. Da Werbung und Verbraucherkultur schließlich internationale Dimensionen annahmen, wurden Marken wie McDonald's und Coca-Cola selbst in den entlegensten Dörfern gebräuchlich. Der globale Geschmack war wahrhaft allgegenwärtig geworden.

1 Waffen und Butter

Zu Beginn des 20. Jahrhunderts hatten die Industriearbeiter in Westeuropa endlich Zugang zu einer Ernährungsweise erhalten, die für sie vorher nicht bekannten Luxus bedeutete – täglich Fleisch, Weißbrot und frisches Gemüse –, nur um dann erleben zu müssen, wie all dies im Elend des Weltkrieges und der Weltwirtschaftskrise wieder verschwand. Die eng miteinander verbundenen Strömungen der Industrialisierung und des Nationalismus mobilisierten 1914–18 und dann erneut 1937–45 ganze Kontinente zur Kriegsführung. In einer Zeit des totalen Krieges wurde Hunger lediglich zu einer weiteren Waffe, um den Kampfwillen des Feindes zu schwächen. Der Erste Weltkrieg begünstigte auch das Entstehen totalitärer Staaten, die rücksichtslos zur Kontrolle der Nahrungsversorgung entschlossen waren, um das nationale Überleben zu sichern. Europa kehrte zwischen Krieg und Diktatur wieder zu der vormodernen, so genannten moralischen Ökonomie zurück, in der das Leben von dem unsicheren Anspruch auf beschränkte Nahrungsvorräte abhing.

Die Nahrungspolitik hatte sich nichtsdestotrotz mit dem Werden der Nationen verändert. Es hatte immer Spannungen zwischen den Nahrungserzeugern auf dem Land und den Verbrauchern in den Städten gegeben, aber die modernen Staaten störten dieses Gleichgewicht durch ihre Versuche, die Industrialisierung zu finanzieren, indem sie Wohlstand von der Landwirtschaft abzogen und Arbeit vom Land in die städtischen Fabriken verlagerten. Vor allem autoritäre Regierungen wollten Ernährungsweisen nationalisieren, und bei ihren Anstrengungen, die Nahrungsmittelversorgung zu organisieren, beriefen sie sich auf die angebliche Bedrohung durch potenzielle Feinde, seien diese nun ausländische Erzeuger oder »unpatriotische« Kaufleute, die aus Notzeiten Profit schlugen. Der zunehmende Einfluss der urbanen Gesellschaft führte auch zu einer neuen Form von Verbraucherpolitik, da frühere Randgruppen einschließlich Arbeitern und Frauen ihre staatsbürgerlichen Rechte geltend machten, indem sie sich auf ihr Anrecht zur Befriedigung der Grundbedürfnisse beriefen. Von den späten 40er Jahren bis in die späten 80er Jahre drehte sich der Kalte Krieg zwischen Kapitalismus und Kommunismus weitgehend um die Frage, welches System das gemeine Volk am besten mit solch materiellen Wohltaten versorgen könne.

Strategien der Zermürbung

Die Europäer bejubelten im August 1914 den Ruf zu den Waffen, aber ihr kriegerischer Enthusiasmus ging bald im blutigen Patt des Stellungskriegs unter. Während immer mehr Soldaten unter dem Maschinengewehrfeuer an der Front fielen, wurde ein zweiter Schauplatz des Zermürbungskriegs zur See eröffnet; die Alliierten blockierten die deutsche Flotte in den Häfen, während im Atlantik U-Boote Handelsschiffe jagten. Alle europäischen Mächte erwiesen sich als verletzbar durch eine auf die Wirtschaft zielende Kriegsführung. Dies traf selbst auf traditionelle Nahrungsexporteure wie Frankreich und Russland zu, wo die Versorgungsnetzwerke unter den Belastungen der Mobilisierung zusammenbrachen. Zur Lage in Großbritannien, das noch kurz vor Kriegsausbruch zwei Drittel seiner Nahrungsmittel importiert hatte, erklärte Premierminister David Lloyd George später: »Wir standen einer Niederlage aufgrund des Nahrungsengpasses näher als durch alles andere.« Die Franzosen, die sich erinnerten, dass Hunger die Revolutionen von 1789 und 1848 angeheizt hatte, setzten ebenfalls viel daran, mehr Getreide zu importieren und so die Notwendigkeit einer Rationierung zu umgehen. Die große Hungersnot, unter der die Deutschen litten, unterminierte in der Tat die Unterstützung für die Kriegsanstrengungen und schuf in Berlin revolutionäre Bedingungen. Die Unfähigkeit der russischen Regierung, ihr Volk zu ernähren, beschleunigte den Zusammenbruch des Zarenregimes und leitete die kommunistische Revolution ein.

Bei Kriegsausbruch versperrte die britische Marine den Deutschen die Nordsee. Diese Maßnahme traf ein Land, das nicht nur ein Drittel seiner Nahrungsmittel, sondern auch die für die heimische Landwirtschaft benötigten chemischen Düngemittel importierte. Die Deutschen waren zuvor schon lange mit Ersatznahrungsmitteln vertraut gewesen, da sie beispielsweise Zichorienkaffee statt richtigen Kaffees tranken. So fing die Blockade nur langsam an, Wirkung zu zeigen, als die Verbraucher nämlich auf

Kriegsbrot und Kriegsbier zurückgreifen mussten, die jeweils aus unterschiedlichen Ersatzstoffen bestanden. Im Herbst 1915 kam es infolge der Rationierung in Berlin zu Auseinandersetzungen um Butter wie auch zu umfassenderen Verbraucherprotesten gegen Schiebereien. Nach der verheerenden Kartoffelmissernte 1916 ernährte sich die Bevölkerung ausschließlich von Kohlrüben. Der Hunger würgte die Kriegsanstrengungen ab; wenn deutsche Soldaten irgendwo durch die feindlichen Linien brachen, hielten sie erst einmal an, um nach Nahrung zu suchen. Die Lage an der Heimatfront war gleichermaßen verzweifelt, wie eine dänische Besucherin, Asta Nielsen, erkannte, als in Berlin ein ausgemergeltes Pferd auf der Straße zusammenbrach.

Sofort, als ob sie im Hinterhalt gelegen hätten, stürmten mit Küchenmessern bewaffnete Frauen aus den Mietshäusern und fielen über den Kadaver her. Sie schrien und schlugen einander, um die besten Stücke zu ergattern, während das dampfende Blut auf ihre Gesichter spritzte.

Unterernährung tötete in Deutschland zusätzlich zu den 1,8 Millionen Gefallenen auf den Schlachtfeldern mehr als 700 000 Zivilisten. Die Ungerechtigkeit der Schwarzmarktmechanismen kostete letztlich auch den Kaiser seine Legitimität und brachte Menschen, die gegen die Mangelversorgung protestierten, dazu, sich den streikenden Arbeitern in einer revolutionären Bewegung anzuschließen, die im November 1918 Berlin erschütterte.

Währenddessen begünstigte ein ähnliches Versagen der zaristischen Regierung, die hungrigen Arbeiter mit Nahrung zu versorgen, die Kommunisten in Russland dabei, die Macht zu ergreifen. Russland war als großer Getreideexporteur in den Krieg eingetreten, aber die Handelsnetzwerke, die nach Süden verliefen und per Flusslastkähnen die Häfen auf der Krim ansteuerten, waren nicht gerüstet, die Soldaten an der Westfront zu versorgen. Das Landwirtschaftsministerium erlegte dem Handel strenge Kontrollen auf, in der Hoffnung, Mittelsmänner auszuschalten, erreichte damit aber nur das Zusammenbrechen der Märkte im ganzen Land. In den Schwarzerdregionen in Südrussland widersetzten sich die Bauern der Requirierung von Überschussgetreide durch die Regierung, während es für die landwirtschaftlich weniger ertragreichen Gebiete im Norden und für die städtischen Arbeiter schwierig war, überhaupt an die lebensnotwendigen Nahrungsmittel zu kommen. Ende 1916 – während des deutschen »Rübenwinters« – war die Regierungsmacht zusammengebrochen, was die Nahrungsversorgung und die gesamten Kriegsanstrengungen im Chaos versinken ließ. Dass die Getreidelieferungen im Februar 1917 Petrograd nicht erreichen konnten, versetzte dem Zarenreich endgültig den Todesstoß. Die lokalen Behörden waren nicht einmal darauf vorbereitet, Rationierungsmaßnahmen zu ergreifen, und der schwache Zar dankte angesichts streikender Arbeiter und meuternder Soldaten ab. Die provisorische Regierung erwies sich bei der Nahrungsverteilung als nicht fähiger, und im Oktober fiel die Macht einem kleinen, aber entschlossenen Bolschewikenkader unter Lenin zu.

Kaum an der Macht, stand Lenin vor der Schwierigkeit, ein effektives System der Nahrungsmittelversorgung in einer Zeit des Bürgerkriegs aufzubauen. Die Nahrungsmittelknappheit verschlimmerte sich im Frühjahr 1918, nachdem der Vertrag von Brest-Litowsk die Kontrolle über das fruchtbare ukrainische Ackerland den Deutschen zugestand. Um diesen Verlust auszugleichen, verstärkten die Bolschewiken die Getreiderequirierungen in anderen Regionen, insbesondere in Sibirien, und lösten so Bauernrebellionen zugunsten der Weißen Armee aus, die für die Wiedereinsetzung des Zaren kämpfte. Im Verlauf der nächsten drei Jahre eroberte die Rote Armee allmählich die separatistischen Provinzen zurück, um schließlich die Sowjetunion zu gründen. Ungeachtet der tiefen ideologischen Kluft zwischen Roten und Weißen konzentrierte sich der Konflikt für die bäuerlichen Soldaten oft auf die Frage des Brotes, wie Stepan Iwanowitsch Portugeis bemerkte: »Dieser ›Krieg‹ war nichts anderes als eine Strafexpedition zur Nahrungsmittelversorgung auf Seiten der Hungrigen und ein Nahrungsmittelboykott auf Seiten jener, die Essen hatten.«

Die Nahrung nahm in der Rhetorik der Kriegsgegner und der Befürworter des Frauenwahlrechts einen ähnlich prominenten Platz ein. Jane Addams, die Gründerin der Settlement-House-Bewegung in Chicago, die die Lebensbedingungen armer Immigranten zu verbessern versuchte, bemerkte, dass »Frieden und Brot nunmehr eine untrennbare Verbindung miteinander eingegangen sind«. Die internationale Women's Peace Party setzte sich für das Frauenwahlrecht mit dem Argument ein, dass die mütterlichen Eigenschaften von Frauen benötigt würden, um das aggressive Wesen der Männer in der Politik auszugleichen. Nach dem Krieg erlangten die Frauen in Großbritannien, Kanada und den Vereinigten Staaten dann das Wahlrecht.

Staatlicher Heißhunger

Der Kampf um den Sieg im Ersten Weltkrieg brachte für die Volkswirtschaften Europas und Nordamerikas nie da gewesene staatliche Interventionen, und auch in der Nachkriegszeit blieb die Nahrungspolitik für die Regierungen von entscheidender Bedeutung. Die Sowjetführer verschärften weiterhin ihren Druck auf das flache Land, um die kommunistische Revolution zu konsolidieren und ihr Programm einer schnellen Industrialisierung zu unterstützen. Die in den 20er und 30er Jahren in Italien und Deutschland aufkommenden faschistischen Diktaturen betrachteten die Landwirtschaft ebenfalls als Stützpfeiler für ihr Streben nach nationaler Größe. Selbst liberale demokratische Regierungen spielten bei der Nahrungsmittelversorgung eine aktive Rolle, um die Weltwirtschaftskrise zu bekämpfen.

In Italien strebte Benito Mussolinis faschistisches Regime mit der staatlichen Kontrolle der Nahrungsmittel das Ideal einer »Ernährungssouveränität« an – also eine autarke Lebensmittelversorgung. Diese Politik passte sich nahtlos in das größere Ziel ein, die zuvor durch regionale Loyalitäten und Klassenunterschiede gespaltenen Massen zu nationalisieren und die Größe Italiens wieder geltend zu machen. Im Jahre 1925, drei Jahre nach der Machtübernahme, rief Mussolini die »Schlacht um das Getreide« aus, die Italien von der »Sklaverei« der Importwirtschaft befreien sollte. Doch diese Kampagne ging zu Lasten profitabler Exportkulturen, einschließlich frischer landwirtschaftlicher Erzeugnisse, Zitrusfrüchte und Oliven, und reduzierte gleichzeitig die Vielfalt der italienischen Ernährung. Sinkende Lebensstandards schreckten den Diktator freilich nicht ab, der gefühllos bemerkte: »Glücklicherweise hat sich die italienische Bevölkerung noch nicht daran gewöhnt, viele Mahlzeiten pro Tag zu essen, und aufgrund ihres bescheidenen Lebensstandards spürt sie Mangel und Leid weniger.«

Mussolinis Allianz mit Adolf Hitler verschlimmerte die Engpässe, indem sie italienische Ressourcen für die Kriegsmaschinerie der Nazis abzweigte. Die Invasion Äthiopiens 1935 hatte die Versorgung in Italien belastet, was sowohl an dem internationalen Embargo lag, das aus Protest gegen die faschistische Aggression verhängt worden war, als auch daran, dass das besetzte Gebiet niemals wirtschaftliche Unabhängigkeit erreichte. Bei Ausbruch des Zweiten Weltkriegs tauschte Mussolini italienische Landwirtschaftserzeugnisse und Arbeitskräfte gegen deutsches Kriegsmaterial ein, in der Hoffnung, so zu den Eroberungen der Achsenmächte beizutragen, obwohl Hitler diese Vision von Partnerschaft nicht teilte. Schließlich konnte man Nahrungsmittel überhaupt nur noch auf dem Schwarzmarkt erwerben. Als Mussolinis Regime 1944 zusammenbrach, beklagte der Bürgermeister von Monza, dass manch früherer Anhänger der Faschisten sich nun in die italienischen Versionen des Kapitalismus oder Sozialismus flüchtete: »Kollektivistische Prinzipien sind großartige Ideale – Brot für unsere Gehirne –, aber der Magen hat keine Ideale: Entweder ist er konservativ – wenn er voll ist – oder er ist Anarchist – wenn er leer ist.«

Währenddessen ging in der Sowjetunion Josef Stalins Programm der Kollektivierung der Landwirtschaft bei der Durchsetzung der staatlichen Kontrolle über die Nahrungsmittelversorgung sogar noch weiter. Seit Karl Marx den »Idiotismus des Landlebens« angeprangert hatte, hatten kommunistische Führer landwirtschaftliche Arbeiter als unzuverlässige Verbündete im Klassenkampf betrachtet. Die Neue Ökonomische Politik Mitte der 20er Jahre stellte so etwas wie einen Waffenstillstand nach den Getreidekämpfen des Bürgerkrieges dar. Aber solange dieses Zwischenspiel währte, hielten die Bauern den Großteil ihrer Produktion zurück, teilweise weil die vom Staat betriebenen Fabriken wenig für den ländlichen Verbrauch anboten. Bis zum Ende des Jahrzehnts hatte Stalin seine Rivalen innerhalb der Kommunistischen Partei eliminiert, und als die Bauern sich neuerlichen Getreiderequirierungen widersetzten, verfügte er die Schaffung landwirtschaftlicher Kollektive und die Liquidierung der Kulakenklasse. In Wirklichkeit waren die Kulaken keine Klasse wohlhabender Bauern, sondern es handelte sich eher um eine Bezeichnung für potenzielle Oppositionsführer. Ein sowjetischer Aktivist beschrieb ein solches Opfer: »Er hat eine kranke Frau, fünf Kinder und nicht eine Krume Brot im Haus. Und so jemanden bezeichnen wir als Kulaken!« Die aus den Städten stammenden Kommunisten verstanden das Leben auf dem Land einfach nicht und legten bäuerlichen Gemeinschaftsgeist als Klassenkonflikt aus. Als die Dörfer mit der Enteignung von Viehbestand und Landwirtschaftsgeräten konfrontiert wurden, schlossen sie sich gegen die Kollektivierung zusammen. Wie bei den Hungerrevolten im 18. Jahrhundert führten oft Frauen diese Rebellionen gegen die Sowjetherrschaft an, und der Widerstand war in den Randregionen Ukraine, Kasachstan und Sibirien besonders stark.

Die Sowjetführer maßen dem industriellen Programm des ersten Fünfjahresplans (1929–1934) oberste Priorität bei und ließen es zu, dass die

Kollektivierung oft willkürlich durchgeführt wurde. Stalins Faszination für gewaltige Fabriken förderte den Fehlglauben, dass auch die Landwirtschaft über schier grenzenloses Potenzial zum Aufbau von Betrieben gewaltiger Größenordnung verfüge. Vor allem Traktoren sollten helfen, das Versprechen industrieller Landwirtschaft einzulösen, und noch ehe sie produziert werden konnten, ließ die Regierung riesige Agrarbetriebe entstehen, die eher auf die neuen Maschinen als die tatsächlich vorhandenen Pflüge ausgerichtet waren. Solche Fehlplanungen weisen auf die Unerfahrenheit der Funktionäre hin, die zumeist Arbeiter aus der Stadt waren und keine politisch suspekten Bauern. Durch das Vorgehen gegen die Kulaken waren bereits die produktivsten Bauern eliminiert worden, und jene, die es noch gab, leisteten passiven Widerstand. Anstatt die Enteignung des Viehbestandes zuzulassen, schlachteten viele Bauern ihre Tiere und begingen ein letztes Festmahl, ehe sie kollektiviert wurden. Auf die Frage, weshalb sie dies getan hätten, antworteten sie mit vorgetäuschter Naivität: »In den Kolchosen werden wir keine Zugtiere mehr brauchen – wir werden ja Traktoren haben.«

Die Fehler der sowjetischen Agrarpolitik gipfelten in der tragischen Hungersnot in der Ukraine. Die zentralistischen Planer setzten stets viel zu hohe Ziele – um so das Proletariat zu heroischen Anstrengungen zu inspirieren –, aber während unrealistische Vorgaben auf industriellem Sektor nur wenig Konsequenzen für die Fabrikarbeiter nach sich zogen, bedeutete das Festlegen zu hoher Getreidequoten Hungersnöte auf dem Land. Die Bauern konnten sich nur ernähren, indem sie das Kollektiv bestahlen, was die Sowjetbehörden als kapitalistische Sabotage verurteilten. Die Bauern ihrerseits erlebten solche Repressionen als Zusammenbruch des althergebrachten Gesellschaftsvertrags, wonach die Herrscher in Hungerzeiten als Ausgleich für geleistete bäuerliche Arbeit Schonung gewährten. Folglich vergrößerte sich das wechselseitige Nichtbegreifen. Während des schlimmen Winters von 1932–33, als die Bauern weithin hungerten, verdoppelten die Parteikader ihre Anstrengungen bei der Beschlagnahme von Nahrungsmitteln und der Erfüllung von Produktionsquoten. Eine Frau rief trotzig: »Nehmt es. Nehmt alles mit. Es steht noch ein Topf Borschtsch auf dem Herd. Es ist einfacher Borschtsch, ohne Fleisch. Aber es sind immer noch Rüben, Kartoffeln und Kohl darin. Und er ist gesalzen! Nehmt ihn besser mit, Genossen!« Viele Millionen Menschen verhungerten in jenem Jahr, wobei sich die meisten Todesfälle in den ertragreichsten Agrargebieten, insbesondere der Ukraine, ereigneten. Die sowjetische Politik erwies sich langfristig als selbstzerstörerisch, weil eine hohe Anzahl von Bauern die Arbeit in den Kollektiven aufgab.

Westliche Demokratien suchten nach einem Mittelweg zwischen den Extremen des Faschismus und des Kommunismus, aber die Weltwirtschaftskrise löste massive wirtschaftliche Interventionen aus, um den völligen Zusammenbruch des Kapitalismus zu verhindern. In den Vereinigten Staaten machten Geschäftspleiten und Bankenzusammenbrüche beinahe ein Drittel der Arbeitskräfte arbeitslos. Doch sogar noch dann, als man in den Städten um Brot anstand, waren die Bauern aufgrund der niedrigen Lebensmittelpreise vom Bankrott bedroht. Präsident Franklin Delano Roosevelt, der 1932 gewählt wurde, förderte die wirtschaftliche Erholung durch das Programm *Works Progress Administration* (WPA) und andere Maßnahmen des *New Deal*. Der *Agricultural Adjustment Act* legte Subventionen für die Landwirte fest und bot Ausgleichszahlungen an, damit es nicht zu Ernteüberschüssen kam. Jedoch wurden die Beihilfen nicht nach Bedürftigkeit, sondern nach Produktionsmengen berechnet, so dass die wohlhabendsten Farmer die meiste Unterstützung bekamen. Kleine Landwirte, Pachtbauern und die einen Teil der Pacht in Naturalien zahlenden Farmpächter kamen nicht in den Genuss von Unterstützung und wurden von ihrem Land vertrieben. »Ich kaufte von dem Geld, das mir die Regierung gab, Traktoren und wurde meine Pächter los«, erklärte ein Grundbesitzer in Oklahoma. »Sie hatten die Wahl – Kalifornien oder WPA.«

In Kalifornien angekommen, arbeiteten die Migranten auf großen kommerziellen Farmen. Die Agrarindustrie gedieh durch die Großzügigkeit des *New Deal*, vor allem durch die Wasserprojekte des dem Innenministerium unterstellten *Bureau of Reclamation*. Die Farmer in den Tälern des San Joaquin und des Sacramento hatten die Grundwasserreserven bis zu den 20er Jahren weitgehend erschöpft, aber das 1935 ins Leben gerufene *Central Valley Project* errichtete ein ganzes Netzwerk von Dämmen, um das Wasser aus den Bergen der Sierra Nevada aufzufangen. Obwohl der Gesetzgeber beabsichtigt hatte, kleine Farmen davon profitieren zu lassen, kam die Bewässerung stattdessen handfesten Unternehmensinteressen zugute. »Arkies« und »Okies« genannte Flüchtlinge aus Arkansas und Oklahoma, die der Traktoreneinsatz und die Dürre aus ihrer Heimat vertrieben hatten, lebten schließlich in primitiven Hütten und ernteten Baumwolle, Obst und Gemüse. Die früheren Bewohner dieser Barackensiedlungen, lateinamerikanische und asiatische Migrantenarbeiter, waren in der Folge der Weltwirtschaftskrise weitgehend repatriiert worden. In den Vereinigten Staaten wie auch in Europa hatte die staatlich unterstützte Mechanisierung der Landwirtschaft unabhängige Kleinbauern vom Land vertrieben, um Platz für landwirtschaftliche Großunternehmen zu schaffen – was eine kapitalistische Version der Kollektivierung darstellte.

Rivalisierende nationale Machtansprüche prallten im Zweiten Weltkrieg erneut aufeinander, und wieder war die Versorgung mit Nahrung und Material bestimmend für die Militärplanung. Obwohl Rassismus die groben Umrisse von Hitlers Expansionspolitik prägte, zielte der Blitzkrieg der Nationalsozialisten gegen Russland 1941 vor allem auf die ukrainische Landwirtschaft und die Ölfelder des Kaukasus ab. Der japanische Pazifikfeldzug von 1941 mit der Bombardierung von Pearl Harbor hatte ebenfalls die Sicherung des Zugangs zu den südostasiatischen Rohstoffen zum Ziel. Der Krieg eskalierte weiter, gegenüber Nicht-Kombattanten mit Blockaden, U-Boot-Krieg und, am offenkundigsten, mit strategischer Bombardierung. Die Beiträge, die Zivilisten durch landwirtschaftliche und industrielle Arbeit und die Nahrungsmittelrationierung leisteten, nahmen somit wahrhaft heroische Ausmaße an. Die Kontrolle, die die Alliierten über den materiellen Reichtum Nord- und Lateinamerikas, Afrikas und eines großen Teils Asiens ausübten, trug letztlich zur Sicherung ihres Sieges bei.

Die Küchendebatte

Mit dem Sieg über den Faschismus befanden sich die Vereinigten Staaten und die Sowjetunion auf den Ruinen Europas in einem militärischen Gleichgewicht. Die Rote Armee setzte in ganz Osteuropa Satellitenregierungen ein, und viele fürchteten, dass der Hunger den sozialistischen Parteien auch in Westeuropa zum Wahlsieg verhelfen würde. Um dieser Bedrohung entgegenzuwirken, bot der Marshallplan 1947 Unterstützung beim wirtschaftlichen Wiederaufbau Europas. Die verfeindeten Bündnisse NATO und Warschauer Pakt, die beide über Atomwaffen verfügten, schlugen niemals los, trotz solcher Konflikte wie der Berlin-Blockade von 1948, als über eine Luftbrücke eingeflogene Nahrungsmittel und Kohle dem westlichen Außenposten das Überleben des sowjetischen Embargos ermöglichten. Stattdessen wurde der Kalte Krieg in Europa weitgehend durch Propaganda ausgetragen. Kapitalistische Regierungsführer konnten sich nicht genug darin ergehen, die Überlegenheit der freien Wirtschaft bei der Versorgung der Verbraucher mit materiellen Gütern zu betonen, wohingegen Kritiker die Gerechtigkeit eines Systems in Frage stellten, das in den Vereinigten Staaten nach Rassen getrennte Kantinentische aufrechterhielt.

Die weltweite Coca-Cola-Werbung stand an der Spitze der kapitalistischen Propagandakampagne, obwohl sogar westliche Verbündete solch ungezügelten Konsumismus hinterfragten. Der Getränkehersteller hatte vor dem Zweiten Weltkrieg in Europa nur bescheidene Verkaufszahlen aufgewiesen, so dass die US-Regierung Abfüllanlagen hinter der Kampffront finanzierte, um der Truppenmoral Auftrieb zu verleihen. Coca-Cola ließ diesem vorteilhaften Umstand in der Nachkriegszeit massive Werbung folgen, zum Missfallen der europäischen Brauer, Winzer und Mineralwasserproduzenten. Der Widerstand war in Frankreich besonders stark, wo Kritiker das alkoholfreie Getränk als ungesund, süchtig machend und als Bedrohung der nationalen Kultur brandmarkten. Nichtsdestotrotz schreckte die französische Regierung auf Druck des State Department davor zurück, ein Verbot zu verhängen, und Coca-Cola wurde ein in ganz Westeuropa verbreitetes Getränk.

Einer der dramatischsten Augenblicke im Propagandakampf ereignete sich während der so genannten »Küchendebatte« am 24. Juli 1959 zwischen dem sowjetischen Ministerpräsidenten Nikita Chruschtschow und dem amerikanischen Vizepräsidenten Richard Nixon. Der Meinungsaustausch fand während der amerikanischen Nationalausstellung in Moskau statt, als die beiden Politiker ein Musterhaus, das mit Fernsehern, Küchengeräten und anderen Konsumgütern ausgestattet war, besuchten. »Alles, was dazu beiträgt, dass Frauen weniger arbeiten müssen, ist gut«, erklärte Nixon und deutete auf das neueste Spülmaschinenmodell. »Wir denken über Frauen nicht in Begriffen des Kapitalismus«, erwiderte Chruschtschow. »Wir haben eine bessere Meinung von ihnen.« Der sowjetische Premier fand es auch ineffizient, so viele verschiedene Arten von Geräten zu produzieren. »Vielleicht habt ihr auch noch eine Maschine, die den Leuten das Essen in den Mund stopft und es hinunterdrückt?«

Doch während der ganzen Küchendebatte blieb Chruschtschow in der Defensive, weil die Sowjetunion bei der Bereitstellung von Konsumgütern nicht an die kapitalistische Welt heranreichen konnte. Die Unterschiede wurden in den folgenden Jahrzehnten sogar noch größer, und während der Entspannungspolitik der 70er Jahre war die Sowjetunion schließlich auf enorme Getreidekäufe von den Vereinigten Staaten angewiesen, um ihre Bevölkerung zu ernähren. Die strategischen Gefahren dieser Politik zeigten sich deutlich, als Präsident Jimmy Carter die Verkäufe als Reaktion auf den sowjetischen Einmarsch in Afghanistan 1979 einstellte. Die kommunistischen Regierungen in Osteuropa bekamen den Druck der Nahrungsmittelengpässe ebenfalls zu spüren. Im Jahre 1980 entzündeten sich an der Verdoppelung der Fleischpreise in Polen landesweite Proteste, die zur Gründung einer Gewerkschaft der Werftarbeiter, *Solidarność*, beitrugen, deren Forderungen nach politischer Freiheit Schockwellen durch den ganzen kommunistischen Block jagten. Die begrenzten Reformen, die Ministerpräsident Michail Gorbatschows Politik der Perestrojka Mitte der 80er Jahre einleitete, regten lediglich den Appetit nach mehr Konsumgütern an und beschleunigten so den Zusammenbruch der Sowjetunion.

Ein letzter Blick hinter die Kulissen der Küchendebatte bietet eine erhellende Perspektive auf den Kalten Krieg. Der Vorstandsvorsitzende von Pepsi Cola begleitete Nixon nach Moskau und handelte ein exklusives Vermarktungsabkommen mit den sowjetischen Behörden aus, wenngleich das Getränk in Staatsbetrieben abgefüllt wurde. Das hatte zur Folge, dass man Pepsi mit der Ineffizienz des Kommunismus identifizierte, wohingegen Coca-Cola die verbotenen Annehmlichkeiten der westlichen Konsumgesellschaft symbolisierte. Nach dem Fall der Berliner Mauer 1989 rollte Coca-Cola jedenfalls die osteuropäischen Märkte auf und machte Pepsis anfänglichen Vorteil zunichte. Selbst Chruschtschows witzige Bemerkung über eine Essmaschine stammte geradewegs aus Hollywood – aus *Moderne Zeiten*, Charlie Chaplins filmischer Kritik am Industriekapitalismus (1936). Der dialektische Materialismus des Marxismus versprach Konsumgüter, die die Sowjetführer letztlich nicht bereitstellen konnten, wodurch das Experiment des Kommunismus zum Scheitern verurteilt war.

Schlussfolgerung

Die Versuche sowohl faschistischer als auch sozialistischer Staaten, die Gesellschaft nach ihren Vorstellungen zu organisieren, beeinflussten im 20. Jahrhundert auch die grundlegendsten Bereiche, das tägliche Brot ihrer Bürger. Nahrungspolitik diente als Mittel der politischen Zentralisierung und auch der wirtschaftlichen Modernisierung. Doch die Verbrauchernachfrage blieb in totalitären Regimes wie in liberalen Demokratien eine starke politische Kraft. Die Regierenden mochten die Engpässe auf angebliche Volksfeinde schieben, seien es nun die Kulaken oder ausländische Profiteure, aber die Bürger machten letztlich ihre Regierungen für die Sicherung ihres materiellen Wohlergehens verantwortlich.

Bei einem Vergleich der Nahrungspolitik in verschiedenen Epochen lassen sich wichtige Veränderungen erkennen. Während die Hungerrevolten des 18. Jahrhunderts oft konservative Versuche waren, eine moralische, auf paternalistischen Werten basierende Ökonomie zu stärken, konnten sich jene des 20. Jahrhunderts als weit progressiver erweisen. Im Verlauf des Ersten Weltkriegs begannen zum Beispiel Berliner Frauen aus der Arbeiterschicht, auf der Grundlage des Anrechts auf Nahrung auch die Staatsbürgerrechte zu fordern. Die polnische Gewerkschaft *Solidarność* sprach mit der Forderung nach Fleisch ebenfalls noch ganz andere, tief empfundene Gefühle an und kanalisierte dann diese emotionale Reaktion in einem umfassenderen politischen Programm, das letztlich zur Befreiung des Kommunistischen Blocks beitrug. Politische Bewegungen, die bei den Frauen in der Küche ihren Ausgang nehmen, können also durchaus ein Echo in den Regierungshallen erzeugen.

Der schreckliche Rückgang des europäischen Lebensstandards während der ersten Hälfte des 20. Jahrhunderts führte dazu, dass man Nahrung als ein grundlegendes Menschenrecht erkannte. Im Jahre 1941 erklärte Präsident Roosevelt die Freiheit von Not zu einem der Grundwerte einer moralischen Gesellschaft. Eine angemessene Versorgung mit Nahrung wurde auch in die Allgemeine Erklärung der Menschenrechte der Vereinten Nationen aufgenommen. In der Nachkriegsära gewann Europa seinen früheren Wohlstand wieder, aber den ehemaligen Kolonien fiel es schwer, mitten im Kalten Krieg und angesichts des Bevölkerungswachstums auch nur grundlegende Gesundheits- und Ernährungsstandards zu erreichen.

Weiterführende Literatur

Zum Ersten Weltkrieg:
C. Paul Vincent, The Politics of Hunger: The Allied Blockade of Germany, 1915–1919, Athens 1985.
Belinda J. Davis, Home Fires Burning: Food, Politics, and Everyday Life in World War I Berlin, Chapel Hill 2000.
Lars T. Lih, Bread and Authority in Russia, 1914–1921, Berkeley 1990.

Zu den Jahren zwischen den Weltkriegen:
Carol Helstosky, Garlic and Oil: Politics and Food in Italy, London 2004.
Robert Conquest, Ernte des Todes. Stalins Holocaust in der Ukraine 1929–1933, Frankfurt am Main 1991.
Sheila Fitzpatrick, Stalin's Peasants: Resistance and Survival in the Russian Village after Collectivization, New York 1994.
James N. Gregory, American Exodus: The Dust Bowl Migration and Okie Culture in California, New York 1989.
Devra Weber, Dark Sweat, White Gold: California Farm Workers, Cotton, and the New Deal, Berkeley 1994.

Zum Kalten Krieg:
Diane B. Kunz, Butter and Guns: America's Cold War Economic Diplomacy, New York 1997.
Richard Pells, Not Like Us: How Europeans Have Loved, Hated and Transformed American Culture since World War II, New York 1997.

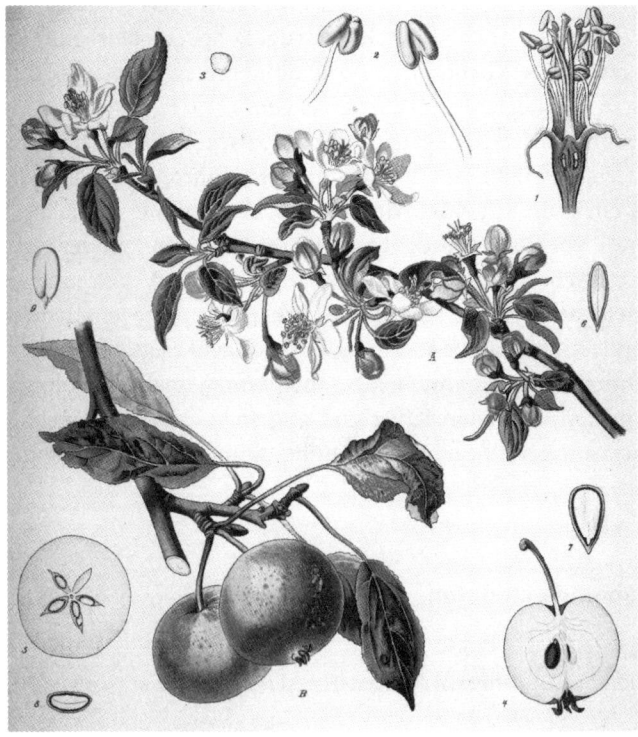

Apfel
Pyrus malus

2 Die Grüne Revolution

In den 70er Jahren, als die Nahrungsmittelfülle, die die moderne Landwirtschaft zur Verfügung stellte, Westeuropäer und Nordamerikaner satt und selbstzufrieden machte, begannen die Fernsehprogramme beunruhigende Bilder von Hungersnöten in Bangladesch, Äthiopien und in der afrikanischen Sahel-Zone auszustrahlen. Kinder mit aufgeblähten Hungerbäuchen schrien nach Hilfe, aber die Helfer standen vor schwierigen Fragen, als sie zur Linderung der Not Versorgungsgüter in verwüstete Regionen zu liefern versuchten. Würde die Nahrungsmittelhilfe wirklich die Hungernden erreichen, oder würden die Kriegsherren, die oft in Konflikte des Kalten Krieges verwickelt waren, die Hilfslieferungen umlenken, um Waffen zu kaufen? Wenn das Getreide tatsächlich ankäme, würde es nicht die Funktionsfähigkeit der lokalen Märkte für Landwirtschaftsprodukte untergraben und es den Armen langfristig noch schwerer machen, sich zu ernähren? Bedeutete Soforthilfe lediglich die Verzögerung einer unausweichlichen Anpassung des Bevölkerungswachstums an die Verschlechterung der Umweltbedingungen und damit eine Wiederauferstehung des Malthusschen Schreckgespenstes des allgemeinen Hungers? Pessimismus herrschte vor, da viele Experten zu dem Schluss gelangten, dass der Planet eine Bevölkerungszahl von hochgerechnet mehr als zehn Milliarden Menschen am Ende des 21. Jahrhunderts einfach nicht würde ernähren können.

Doch andere weigerten sich, diese düstere Sichtweise zu teilen, und argumentierten, dass die Entwicklungsländer mit moderner Technologie ihre wachsenden Bevölkerungen ernähren könnten. Der Einsatz von Hochertragssaatgut, Bewässerung, Düngemitteln, Pestiziden und landwirtschaftlichen Maschinen bewirkte in Ländern wie Mexiko, Indien, der Türkei und den Philippinen eine wahre »Grüne Revolution«. Der Ertrag der Grundnahrungsmittel Mais, Weizen und Reis stieg drastisch an, so dass die Zahl der unterernährten Menschen vergleichsweise stabil blieb –

etwas unter einer Milliarde –, obwohl die Weltbevölkerung sich in der zweiten Hälfte des 20. Jahrhunderts auf sechs Milliarden mehr als verdoppelte. Optimisten sagten vorher, dass weitere Fortschritte auf dem Gebiet der Biotechnologie, insbesondere der Entwicklung von genveränderten Pflanzen und Tieren, letztlich reichlich Nahrung für alle gewährleisten würden. Kritiker hielten dagegen, dass die Grüne Revolution kein Füllhorn zum Nutzen aller darstelle, sondern eher einen Quell wachsender Ungleichheit, da reiche Landbesitzer die technologischen Möglichkeiten nutzten, um die knappen Land- und Wasserressourcen zu monopolisieren, wodurch die ärmsten Bauern noch mehr verarmten.

Und es gab noch weitere Schwierigkeiten bei der Diskussion des Welthungerproblems. Auf Malthus basierende Berechnungen von Gesamtbevölkerungszahlen und Produktionsmengen von Nahrungsmitteln verschleierten lokale Verteilungsungleichheiten, durch die viele Menschen selbst während guter Ernten hungern mussten. Nahrungsmittelknappheit nahm überdies vielfältige Formen an, in einigen armen Ländern stellte Unterernährung ein ständiges Problem dar, während andere eher plötzlichen Hungersnöten ausgesetzt waren. Der demographische Wandel warf ein weiteres Problem für die Planer auf; Familien in der Stadt hatten meist weniger Kinder als jene auf dem Land, aber es blieb dennoch unklar, ob die zurückgehende Fertilität die Ausfälle in der landwirtschaftlichen Produktion würde aufwiegen können, die dadurch entstanden, dass die Ausdehnung der Städte landwirtschaftliche Nutzflächen verschwinden ließ.

Die politischen Bestrebungen, aus ethnisch inhomogenen Kolonien Nationen zu schmieden, erschwerten die Nahrungspolitik noch mehr. Die Führer der Unabhängigkeitsbewegungen der 50er und 60er Jahre versuchten, die Ungleichheiten zu beseitigen, die der Imperialismus hinterlassen hatte. Aufgrund ihrer Ausbildung in den Hauptstädten der Kolonialreiche behielten sie jedoch selbst manches europäische Vorurteil bei. Folglich betrachteten sie Großstädte, moderne Industrie und sogar westliche Ernährungsweisen als Kennzeichen von Entwicklung. Sogar ohne die übliche Korruptheit der Politiker trugen die Kleinbauern wie zuvor schon ihre Standesgenossen in Europa und Nordamerika einen unverhältnismäßig hohen Anteil der Bürde, die die Finanzierung der Industrialisierung bedeutete. Land und andere Ressourcen wurden der Subsistenzlandwirtschaft zugunsten des Anbaus von Exportwaren entzogen. Die politische Gefahr, die von hungrigen Massen ausging, veranlasste hohe Finanzhilfen für die städtische Nahrungsmittelversorgung und förderte auf diese Weise sogar die verstärkte Migration in die Großstädte. Währenddessen glich der leichte Ernährungsvorteil, den das Importgetreide gegenüber den einheimischen Nahrungsmitteln aufwies, nicht die Kosten aus, die durch die Abhängigkeit von ausländischer Versorgung und die weitere Unterminierung der lokalen Landwirtschaft entstanden.

Die Politiker der reichen Nationen konnten das revolutionäre Gewaltpotenzial einer hungrigen Welt nicht ignorieren. Modernisierung der Landwirtschaft und Bevölkerungskontrolle wurden bei der Eindämmung des Kommunismus daher als wesentliche Ergänzungen von Militärbündnissen betrachtet. Keineswegs zufälligerweise waren die Hauptnutznießer der Grünen Revolution allesamt Nationen, die man im Rahmen der Strategie des Kalten Krieges für wichtig hielt. Die Weltbank und der Internationale Währungsfonds gestalteten die Entwicklungshilfe ebenfalls auf solche Weise, dass sie die wirtschaftliche Stabilität im Interesse der Westmächte gewährleistete.

Die Modernisierung der Landwirtschaft

Der Produktivitätsanstieg durch die Grüne Revolution ist auf ein komplexes Zusammenwirken aus verbessertem Saatgut, Düngemitteln, Pestiziden und Bewässerung zurückzuführen. Zusätzlich zum Einsatz dieser Technologien bedurfte es jedoch tief greifender sozialer Veränderungen, um Armut und Hunger zu lindern. Mexiko und Indien, zwei Gewinner der Agrarmodernisierung, durchliefen beide solche Entwicklungsphasen, Mexiko mit der Agrarrevolution von Emiliano Zapata, die 1910 begann, und Indien mit Mahatma Gandhis gewaltfreier Unabhängigkeitsbewegung, die 1947 ihren Höhepunkt erreichte. Doch in beiden Fällen erwiesen sich die Reformer als erfolgreicher darin, einen dynamischen Agrarindustriesektor zu schaffen, als soziale Gerechtigkeit einzulösen.

Obwohl die Geschichte der Grünen Revolution traditionellerweise an einer Reihe von Wissenschaftlern festgemacht wird, die von experimentierfreudigen Gutsherren des 18. Jahrhunderts bis zum Nobelpreisträger und Pflanzenpathologen Norman Borlaug reicht, kommt das Verdienst an der agrarischen Innovation tatsächlich viel weiteren Kreisen zu. Die unbekannten, aber aufmerksamen bäuerlichen Züchter, die Futter- und Nahrungsgräser in die Fruchtfolgen integrierten, waren von immenser Bedeutung für die Zunahme des Viehbestands und der Getreideerzeugung im

Europa der Frühen Neuzeit. Und solche Verbesserungen waren keineswegs auf den Westen beschränkt; auch japanische Bauern züchteten Zwergweizen und neue Reisarten, um den Ertrag zu steigern. Die Festlegung wissenschaftlicher Standards für Landwirtschaftslehre und Tiermedizin im 19. Jahrhundert war ebenfalls ein internationaler Vorgang, mit Fachleuten in Mexiko wie in den Vereinigten Staaten und Versuchsstationen im kolonialen Indien wie in der britischen Hauptstadt.

Die Entwicklung von Hybridsaatgut, das die besten Merkmale verschiedener Mais- oder Weizenarten in sich vereinte, bot ungeheure Möglichkeiten zur Erntesteigerung. Erste Hybridsaaten wurden in den 30er Jahren in den Vereinigten Staaten vertrieben, und als sich Mexiko im Zweiten Weltkrieg den Alliierten anschloss, schickte die *Rockefeller Foundation* ein Gutachterteam zur Steigerung der lokalen Landwirtschaft dorthin. Die Gutachter stellten fest, dass die für die Vereinigten Staaten entwickelten Saaten auf mexikanischem Boden schlecht gediehen, und versuchten deshalb, Auswahlzuchtprogramme mit einheimischen Sorten in der mexikanischen Landwirtschaftsschule in Chapingo ins Leben zu rufen. Gegen Ende der 40er Jahre hatten Wissenschaftler hoch ertragreiche Sorten von mexikanischem Mais ebenso entwickelt wie Weizenarten, die gegen Halmrostbefall resistent sind.

Zusätzliche Maßnahmen vervielfachten die Gewinne aus Hybridsaatgut. Durch das Aufstauen von Flüssen verfügten die Landwirte vor allem im Nordwesten über reichlich Wasser zur Bewässerung und auch über Energie aus Wasserkraft. Chemische Düngemittel und Pestizide trieben die Produktivität in die Höhe; manche Weizensorten trugen in der Tat so schwere Ähren, dass sie vor der Ernte umknickten. Die Wissenschaftler lösten das Problem, indem sie mexikanische Sorten mit japanischem Zwergweizen kreuzten, so dass die Pflanzen kräftig anstatt hoch wurden. Im Ergebnis verdreifachten sich jedenfalls in den 60er Jahren die mexikanischen Maisernten, und Weizen wies noch höhere Ertragssteigerungen auf.

Doch all dieser Produktionsanstieg brachte den mexikanischen Bauern keinen allgemeinen Wohlstand, weil sich nur wenige die neue Technologie leisten konnten. Die Revolutionsregierung hatte umfassende Landreformen durchgeführt, aber den Bauern fehlte es noch immer an Geld, um das verbesserte Saatgut und andere Produktionsmittel zu kaufen. Bei Verwendung von Hybridmais mussten sie jedes Jahr neues Saatgut kaufen, denn wenn die Reste einer vorherigen Ernte erneut ausgesät wurden, verloren sie ihre höhere Ertragskraft. Regierungsprogramme, deren ursprüngliches

Ziel darin bestanden hatte, den Kleinbauern zu helfen, verschlimmerten die Ungleichheiten; Landwirtschaftsberater konzentrierten ihre Ausbildungsbemühungen auf die großen Landbesitzer, die dann im Gegenzug von den Agenten der Regierungswohlfahrtsprogramme zur städtischen Nahrungsversorgung begünstigt wurden. Die hochproduktive Agrarindustrie drückte die Landwirtschaftspreise insgesamt und zwang so Millionen von Bauern zur Landflucht.

Auch in Indien fiel die landwirtschaftliche Modernisierung im Ergebnis ungleichmäßig aus. Die größten Erfolge konnten im nordwestlichen Bundesstaat Punjab verzeichnet werden, wo marktorientierte Bauern von den Bewässerungsprojekten, die Ende des 19. Jahrhunderts verwirklicht worden waren, profitierten. Dank einer umfassenden Bodenreform und der Konsolidierung nach der Erlangung der Unabhängigkeit konnten die Kleinbauern vollen Nutzen aus der Technologie der Grünen Revolution ziehen, die in den 60er Jahren einsetzte. Einheimische Forscher züchteten ihre eigenen verbesserten Weizensorten, die durch Kreuzung mit mexikanischen Arten noch ertragreicher wurden. Die Bauern übernahmen einen Fruchtwechsel, bei dem nach Hochertragsweizen ein »Wunderreis« angebaut wurde, der in dem von der Rockefeller Foundation unterstützten International Rice Research Institute auf den Philippinen entwickelt worden war und ursprünglich auf bäuerlichen Hybridarten aus Taiwan basierte. Überdies flossen die landwirtschaftlichen Gewinne dem Punjab zu, ohne dass es hier zu so vielen sozialen Problemen wie in Mexiko gekommen wäre. Gesicherte Pachtverhältnisse und wenige, weit entfernt lebende Landbesitzer erlaubten es den Kleinbauern, durch Einsatz von familiärer Arbeitskraft anstatt von Mechanisierung am Wettbewerb teilzunehmen.

Andere Regionen Indiens ernteten weniger Nutzen und größere Unruhe. In Reisanbaugebieten wie Westbengalen erwiesen sich die Hybridsaaten als weniger anpassungsfähig an die lokalen Mikroklimate. Maharashtra und andere Staaten, die über kein Bewässerungssystem verfügten, erlitten unterdessen verheerende Dürren. Das weit verbreitete Fehlschlagen der Bodenreform war in Indien wie in Mexiko das vielleicht größte Problem, wenn es darum ging, die Vorteile der Agrarmodernisierung zu verteilen: Reiche Landwirte fanden und nutzten Schlupflöcher, um – oft mit offizieller Duldung – große Besitzungen zu erwerben.

Ökologen bezweifelten auch die Nachhaltigkeit der durch die Grüne Revolution erreichten Produktivitätssteigerungen. Intensive Bewässerung erschöpfte die Grundwasserreserven, und die Intensivlandwirtschaft führte zur Versalzung des Bodens. Mit der Zeit wurden die Insekten immun gegen Pestizide, aber die Akkumulation toxischer Chemikalien in der Umwelt schädigte die Gesundheit von Landwirtschaftsarbeitern, Verbrauchern und Wildtieren. Die Bilanz der Agrarmodernisierung blieb somit unklar. Pessimisten hielten nicht nur weitere Produktivitätssteigerungen für unmöglich, sondern fürchteten auch, ein großer Teil der gegenwärtig genutzten Flächen könne verloren gehen. Die Frage forderte sogar noch mehr Aufmerksamkeit, als das Bevölkerungswachstum anhielt.

Hungersnöte ohne Ende

Im Gegensatz zu den weithin gepriesenen Erfolgen Indiens und Mexikos wird das Afrika südlich der Sahara oft als Pflegefall abgetan, als unfähig, genügend Nahrungsmittel zu erzeugen, um mit seiner schnell wachsenden Bevölkerung Schritt zu halten. Obwohl die Daten der Agrarstatistiken aufgrund der Neigung, kleinbäuerliche Betriebe zu ignorieren, bekanntermaßen ungenau sind, sind die Nahrungsmittelimporte nach Afrika seit den 70er Jahren jedenfalls stetig gestiegen. Doch das Bild eines malthusianischen Wettlaufs zwischen Produktion und Bevölkerung kann in die Irre führen, wenn man außer Acht lässt, wer eigentlich Zugang zur Nahrung hat, sei es durch eigenen Anbau oder durch das Verdienen von Bargeld für den Markteinkauf oder durch Einbeziehung in Hilfsprogramme. Die meisten Nahrungsimporte kamen bisher den vergleichsweise privilegierten Stadtbewohnern zugute, während die von Dürre und Krieg heimgesuchte Landbevölkerung Hunger litt. Der dänische Ökonom Philip Raikes bemerkte: »Es sind nicht ganze Länder, die Hunger leiden (und ganz gewiss nicht ihre politischen Führer), sondern bestimmte benachteiligte Bevölkerungsgruppen, die oft in für Hungersnöte besonders anfälligen Gebieten leben.«

Indien stellt einen lehrreichen Ausgangspunkt für die Untersuchung des Hungers in Afrika dar. Die Hungersnot in Bengalen von 1943, bei der beinahe drei Millionen Menschen umkamen, war weitgehend eine Folge der Inflation während der Kriegszeit. Frühere Missernten förderten das Horten von Nahrung zu einer Zeit, als die landlosen Landwirtschaftsarbeiter es sich nicht leisten konnten, Nahrungsmittel zu kaufen. Seit Ende des 19. Jahrhunderts hatte es *Famine Codes*, Verwaltungsrichtlinien für Hungersnöte, gegeben, die Hilfe und öffentliche Arbeitsprogramme vorsahen, aber 1943 zog die Kolonialregierung sie einfach nicht heran. Dass nach dem Erreichen der Unabhängigkeit eine ähnliche Hungersnot vermieden werden konnte, ist nicht der Grünen Revolution zuzuschreiben, denn das Bevölkerungswachstum übertraf in Wirklichkeit die landwirtschaftlichen Produktivitätssteigerungen, und endemische Unterernährung blieb weit verbreitet. Obwohl es praktisch jedes Jahr irgendwo auf dem Subkontinent zu einer Dürre kam, reagierten Indiens demokratisch gewählte Politiker nichtsdestotrotz mit Hilfsanstrengungen, um die schlimmste Hungersnot zu verhindern. Die Regierung von Maharashtra beispielsweise legte 1972–73 gewaltige öffentliche Infrastrukturprogramme auf, um eben die Arbeitslosigkeit zu verhindern, die sich während des Krieges in Bengalen so verheerend ausgewirkt hatte.

Kurzsichtige Entwicklungsprogramme und strukturelle Beschränkungen verhinderten, dass sich die asiatischen und lateinamerikanischen Agrarverbesserungen in Afrika wiederholten. Anführer der Unabhängigkeitsbewegungen auf dem ganzen Kontinent errichteten Stellen zum Aufkauf von Nahrungsmitteln, angeblich um die Ungleichheiten zu beheben, die Folge des Kolonialismus waren. In Wirklichkeit förderte ihre Politik massiv die Korruption und benachteiligte die Kleinbauern. Die kolonialen Straßennetze, ursprünglich für den Export von Rohstoffen geplant, waren dem Aufbau von effizienten Binnenmärkten ebenfalls hinderlich. Überdies erwiesen sich die technologischen Neuerungen der Grünen Revolution auf den dünnen, trockenen Böden Afrikas oft als kontraproduktiv. Hoch ertragreiche Getreide traten an die Stelle der einheimischen Getreidearten Hirse und Sorghum, die gleichzeitig auf einem Feld angebaut worden *(intercropping)* und gegen Trockenheit widerstandsfähig waren. Nun litten die Bauern stärker unter schlechten Wetterbedingungen. Wasserintensive Exportpflanzen, insbesondere Baumwolle, machten den Boden schnell salzig, und Bewässerungsprojekte verbreiteten Malaria und Flussblindheit. Besonders schädlich waren Versuche, traditionell von Hirten genutzte Randgebiete zu Anbauflächen zu machen, indem man nomadische Gesellschaften zuerst zwangsweise ansiedelte und dann Traktoren auf die dünnen Böden schickte. Der Sudan, der den schlimmsten Auswüchsen der Hungersnöte in der Sahelzone von 1965–73 entgangen war, litt in der Mitte der 80er Jahre durch die vorübergehend lukrative, aber letztlich verheerende Agrarindustrie schrecklich.

Die äthiopischen Hungersnöte der 70er und 80er Jahre veranschaulichen die tödliche Kombination von Dürre, Versagen bei der gerechten

Aufteilung der Nahrungsmittel und Krieg. Lokale Missernten gab es zuerst im Jahre 1972 bei den Bauern im Norden, und als Journalisten schließlich Ende 1973 Auslandshilfe mobilisierten, kam sie für die meisten Opfer zu spät, um noch helfen zu können. Die Hilfsanstrengungen lenkten damals tatsächlich Vorräte von dort weg, wo sie am dringendsten gebraucht wurden. Die Hungersnot hatte sich nämlich inzwischen zu den Hirten im Süden Äthiopiens ausgebreitet, die ihr Vieh auf einem übersättigten Markt verkaufen mussten und dafür nicht genug Geld erhielten, um Getreide kaufen zu können. Kaiser Haile Selassie, der gefühllos das Leiden ignoriert hatte, wurde 1974 gestürzt, und die neue, sozialistische Regierung führte eine Bodenreform durch. Dann schlug 1984–85 eine noch schlimmere Dürre zu, vor allem im Norden, wo die Westmächte einen Aufstand unterstützt hatten, um die Ausbreitung des Kommunismus in Afrika zu verhindern. Große Medienaufmerksamkeit, einschließlich des Live-Aid-Konzerts, das der Sänger Bob Geldof organisierte, brachte massive ausländische Unterstützung, aber die Helfer konnten die am stärksten Betroffenen im kriegsgeschundenen Norden nicht erreichen. Letztlich kamen über eine Million Menschen in der Hungersnot um.

Doch bestimmen nicht nur solche Katastrophen das Bild, sondern es gibt auch zahlreiche Beispiele von abgewendeten Hungersnöten. Cap Verde litt von 1968 bis 1986 ununterbrochen an Dürre, aber umfassende Hilfsprogramme, erst durch die portugiesische Kolonialregierung, nach 1975 dann durch einen sozialistischen Einparteienstaat, verhinderten nicht nur eine Katastrophe, sondern verbesserten nach Erlangung der Unabhängigkeit tatsächlich die Ernährung. In Botswana sanken trotz einer boomenden Diamantenindustrie in den 70er Jahren die ländlichen Einkommen – sogar einschließlich der Ausschüttungen aus dem Bergbau – stetig. Doch als Anfang der 80er Jahre eine Dürre wütete, startete die demokratische Regierung ein spezielles Verteilungsprogramm mit geregelten Anwartschaften, um eine Hungersnot zu verhindern. Vergleicht man den Erfolg Zimbabwes in den 80er Jahren mit der Hungersnot, die zwei Jahrzehnte später nach dem Amtsantritt des diktatorisch regierenden Präsidenten Mugabe grassierte, so zeigt sich, dass Hungersnöte unter durchaus verschiedenen Vorgaben seitens Politik und Wirtschaftssystem vermieden werden können, solange die Regierungen nur offen und pluralistisch bleiben.

Westliche Hilfe führte in den Entwicklungsländern zu gemischten Resultaten. Von 1954 an exportierten die Vereinigten Staaten große Mengen überschüssigen Getreides nach dem als »Nahrung für den Frieden« bekannten Gesetz Nr. 480. Abgesehen davon, dass das Programm die inländischen Landwirtschaftspreise stützen sollte, wurde es ausdrücklich zu Zwecken des Kalten Krieges genutzt. Im ersten Jahrzehnt entfiel der Großteil der Verkäufe auf Indien, ab Mitte der 60er bis in die 70er Jahre gefolgt von Südvietnam und Israel. Nach 1975 wurde das Programm ebenso jäh zurückgefahren, wie die US-amerikanischen Überschüsse abnahmen, und zwar genau dann, als Afrika am meisten Hilfe von außen benötigte. Nichtsdestotrotz waren die urbanen Mittelschichten in Nigeria und anderswo auf den Geschmack von teurem ausländischem Getreide gekommen, das nicht im Lande angebaut werden konnte. Zweifellos erfüllten auch Oxfam und andere Hilfsorganisationen eine wichtige Funktion in Notzeiten, aber ihre Aktionen fanden im Vergleich mit lokalen Hilfsprogrammen oft ein unverhältnismäßig großes Echo in der Berichterstattung.

Bei der Bekämpfung von Hungersnöten ist die allgemeine Gesundheitsversorgung genauso wichtig wie die gerechte Nahrungsverteilung, da Hunger die Menschen anfällig für Krankheiten macht. Frauen und Kinder sind besonders gefährdet, weil sie nach lokalem Brauch oft gerade dann vorhandener Nahrung beraubt werden, wenn sie sie vom Entwicklungsstand her am meisten benötigen. Die Aids-Epidemie birgt neue Gefahren von Hungersnot in sich, indem sie die produktivsten Erwachsenen tötet, wodurch Waisen und alte Leute zurückbleiben, die nicht für sich selbst sorgen können. Afrika braucht heute mehr denn je Hilfe von außen und weise Führung im Inneren.

Rinderwahnsinn und Genmanipulation

Die moderne Landwirtschaft mit ihren technologischen Möglichkeiten erzeugt auch in der entwickelten Welt zunehmend Unzufriedenheit. Die Verbraucher in Nordamerika und Westeuropa, für die Hunger längst keine Bedrohung mehr darstellt, machen sich mittlerweile Sorgen hinsichtlich der gesundheitlichen Zuträglichkeit von Nahrungsmitteln und ihrer ökologischen Nachhaltigkeit – Fragen, die immer komplexer werden, da neue wissenschaftliche Entdeckungen die Nahrungskette verändern.

Genmanipulation bei Pflanzen und Tieren löste um die Jahrtausendwende eine heftige Debatte aus. Die Befürworter der neuen Technologie versprechen höhere Proteinerträge und geringeren Chemikalieneinsatz in der Nahrungskette, weil Pflanzen nun selbst Pestizide enthalten können. Die Kritiker machen sich Sorgen hinsichtlich der gesundheitlichen Auswirkungen solcher Pflanzen wie auch der ökologischen Folgen von Gentransfers im Freiland. Bei einer besonders verbreiteten genmanipulierten Pflanze, dem Bt-Mais, hat sich gezeigt, dass sie sich nachteilig auf Bienen, Marienkäfer und Monarchfalter auswirkt. Die hohe Gewichtung privater Eigentumsrechte auf Kosten des allgemeinen landwirtschaftlichen Erbes löste ebenfalls Empörung aus, so unter den traditionell Mais anbauenden Zuñi Pueblo in Arizona, als ein Unternehmen den Markennamen *Zuñi Corn* gesetzlich schützen ließ. Forderungen nach Kennzeichnung sowohl von genmanipulierten als auch von ökologisch angebauten Nahrungsmitteln haben bereits begonnen, beim Getreide die industrielle Vermarktungsweise des 19. Jahrhunderts rückgängig zu machen, weil die Verbraucher zunehmend bereit sind, für Produkte mehr zu bezahlen, deren Herkunft oder Produktionsweise bekannt sind.

Die Verfahrensweisen in der Viehzucht riefen ebenfalls weithin Besorgnis hervor. Hühnerfleisch wurde in den Vereinigten Staaten erst mit der Entwicklung von industrieller Käfighaltung und großen Verarbeitungsbetrieben in den 60er Jahren zu einem alltäglichen Nahrungsmittel. Aber solche Methoden verursachen Salmonellenverseuchung und Vogelgrippeepidemien, ganz abgesehen von dem hohen Antibiotikaeinsatz. Überfischung bedroht maritime Ökosysteme, und die Erschließung von Weideland für Rinder trägt zur Abholzung des tropischen Regenwaldes bei. Weil Fleischproduktion insofern eine grundsätzlich ineffiziente Verwertungsmethode ist, als zur Erzeugung eines jeden Pfundes Rindfleisch sieben Pfund Getreide erforderlich sind, verfütterten die Viehzüchter die wiederverwerteten Überreste toter Tiere. Diese Praxis wurde Mitte der 90er Jahre nach Ausbrüchen der Bovinen Spongiformen Enzephalitis (BSE), allgemein bekannt als »Rinderwahnsinn«, weithin verboten. Die Krankheit verbreitete sich weltweit, und an einer menschlichen Krankheitsvariante, der Creutzfeld-Jakob-Krankheit, sind in Großbritannien mindestens 43 Menschen gestorben.

Der Nahrungsmittelsektor wurde unter solchen Belastungen zunehmend zum Schauplatz internationaler Kontroversen. Ein Verbot britischer Rinder- und Rindfleischexporte während der BSE-Krise verursachte Spannungen innerhalb der Europäischen Union, bis schließlich auf dem Kontinent BSE-Fälle entdeckt wurden. Die europäischen Verbraucher führten auch Feldzüge gegen die Gentechnik, was US-Amtsträger als Agrarprotektionismus abtaten. Die Streitigkeiten zwischen Europa und den Vereinigten Staaten über die globale Verbreitung genmanipulierter Pflanzen verwickelten unterdessen die Entwicklungsländer in eine neue Form der imperialen Rivalität. Sambia beispielsweise sah sich 2002 während einer Dürre gezwungen, eine US-amerikanische Hilfslieferung zurückzuweisen, aus Angst, die gelieferten Nahrungsmittel würden lokale Anbaupflanzen verunreinigen und auf diese Weise künftige Exporte in die EU unmöglich machen. Die anhaltende Globalisierung droht solche Konflikte zu verschärfen.

Schlussfolgerung

Das prekäre Gleichgewicht zwischen Bevölkerungswachstum und Nahrungsmittelproduktion, das Thomas Malthus zu Beginn des 19. Jahrhundert so herausstellte, bleibt auch zweihundert Jahre später noch von immenser Bedeutung. Wenngleich die Industrialisierung als Lösung aller Probleme allgemein propagiert wird, so war die größte Hungersnot des 20. Jahrhunderts doch gerade die Folge des »Großer Sprung nach vorn« genannten Entwicklungsprogramms des sozialistischen China. Die kapitalistische Glaubensformel von der automatischen Preisregulierung durch den Markt, die die Liberalen des 19. Jahrhunderts und die heutigen internationalen Organe teilen, mag für Afrika heute so unrealistisch sein, wie sie das für Irland während der Großen Hungersnot war – die Märkte regulieren sich in solchen Situationen nur durch den brutalen Hungertod vieler selbst.

Die Agrarreform und die Grüne Revolution haben besonders erfolgreich die weltweite Ausbreitung der kapitalistischen Landwirtschaft ermöglicht. Trotz der berechtigten Ängste davor, so viel Macht in die Hände von nicht demokratisch legitimierten Unternehmensvertretern zu geben, hat eine Weltbevölkerung von sechs Milliarden Menschen einfach nicht die Option, die moderne Landwirtschaft völlig aufzugeben und einer romantisch verklärten bäuerlichen Vergangenheit anzuhängen. Wie fehlerhaft die Entwicklungsprogramme afrikanischer, asiatischer und lateinamerikanischer Länder auch sein mögen: die Alternative besteht darin, ihre Bürger zu unendlichem Elend zu verdammen und so die Ungleichheiten des Kolonialismus dauerhaft zu verfestigen. Ohne die Hoffnung auf Verbesserung ihrer materiellen Lebensbedingungen werden verarmte Völker ein unerschöpfliches Reservoir von Fußsoldaten gegen die westliche Moderne bilden. Somit droht der westliche Triumph im Kalten Krieg, der den McDonald's-Hamburger zu einem universellen Ideal erhob, eine neue Ära globaler Konflikte einzuleiten.

Weiterführende Literatur

Zu den Anfängen der Grünen Revolution:
Joseph Cotter, Troubled Harvest: Agronomy and Revolution in Mexico, 1880–2002, New York 2003.
Himmat Singh, Green Revolutions Reconsidered: The Rural World of Contemporary Punjab, New Delhi 2001.

Zu ihren Folgen:
Cynthia Hewitt de Alcantara, Modernizing Mexican Agriculture: Socioeconomic Implications of Technological Change, 1940–1970, Genf 1976.
Gordon Conway, The Doubly Green Revolution: Food for All in the Twenty-First Century, Ithaca 1997.

Zur Nahrungspolitik:
Philip Raikes, Modernising Hunger: Famine, Food Surplus and Farm Policy in the EEC and Africa, London 1988.
Jean Drèze / Amartya Sen (Hg.), The Political Economy of Hunger, 3 Bde., Oxford 1990.
John H. Perkins, Geopolitics and the Green Revolution: Wheat, Genes, and the Cold War, New York 1997.

3 Die McDonaldisierung der Gesellschaft

Mit mehr als 70 Milliarden verkauften Hamburgern im Jahr 2000 steht McDonald's auf eine überaus erfolgreiche Weise für einen grundtypischen US-amerikanischen Lebensstil. Von ihren Ursprüngen in kalifornischen Vorstädten an ist die Kette mit ihrem zuverlässig den Kundenerwartungen entsprechenden Essen, das in einer familienfreundlichen Umgebung schnell und billig ausgegeben wird, ein Beispiel für die Überflussgesellschaft der Nachkriegszeit. Als Demokratie gleichbedeutend mit freier Auswahl auf dem Markt wurde, schossen in den ganzen Vereinigten Staaten alle möglichen Fastfood-Restaurants an Straßenecken und den großen Schnellstraßen aus dem Boden. Die jährlichen Verkaufszahlen dieser Industrie in Höhe von 100 Milliarden Dollar machten die Hälfte des Betrages aus, der in den USA für außer Haus zubereitetes Essen ausgegeben wurde, beziehungsweise ein Viertel des insgesamt für Nahrung aufgewendeten Geldes.

Doch der erstaunliche Erfolg der Fastfood-Industrie in der heutigen Gesellschaft hat auch Befürchtungen laut werden lassen, da die Standardisierung zunehmend lokale Kochweisen durch die nur scheinbaren Auswahlmöglichkeiten von *Value Menus* ablöste, bei denen man mehrere, praktisch bei jeder Kette gleiche Menübestandteile zu einem festen Preis zusammenstellt. Unterdessen hat die Schaffung so genannter *McJobs* die Arbeit in Restaurants in einem solchen Maße ihres Charakters als einer qualifizierten Tätigkeit beraubt, dass Mitarbeiter oft weniger als den Mindestlohn bekommen und keine aktive Rolle bei der Nahrungszubereitung mehr spielen, sondern lediglich auf die Befehle von Maschinen reagieren. Gleichzeitig übernehmen die Kunden selbst einen Teil der früheren Dienstleistung, indem sie sich ihr Essen von der Theke holen und die Tische abräumen. Viele fürchten auch, dass unterschwellige Werbung für fettreiche Hamburger und Pommes frites zur zunehmenden Verbreitung von Übergewicht beiträgt. Auf internationaler Ebene steht McDonald's im Brennpunkt des Protestes gegen die US-amerikanische Imperialmacht.

Fastfood in den Vereinigten Staaten

Die Fastfood-Industrie war so erfolgreich, weil sie wichtige Trends in der US-amerikanischen Sozialgeschichte des 20. Jahrhunderts aufgriff. Das standardisierte Wenden von Hamburgern und Frittieren von Pommes frites basierte, wie Henry Fords Fließbandfertigung von Automobilen, auf Zeit- und Bewegungsablaufstudien, die Frederick Taylor, ein Experte für industrielle Effizienz, zu Beginn des 20. Jahrhunderts durchführte. Die Entstehung einer Automobilkultur und der Umstand, dass die Mittelschichten nach dem Krieg in die Vorstädte umzogen, schufen wiederum eine ungeheure Nachfrage nach Restaurants, die eine in ständiger Bewegung befindliche Gesellschaft versorgten. Am Ende des Jahrhunderts begünstigte die Omnipräsenz der Medienindustrie nicht nur Wachstum und Erfolg von kommerziellen Marken, sondern auch die Querverbindungen zwischen ihnen, indem etwa Filme aus Hollywood Werbung für Fastfood-Ketten machten.

Das Design der heutigen Fastfood-Restaurants, das sich von einer Kette zur anderen nur wenig unterscheidet, entwickelte sich aus einer anderen Art von Esslokalen. Die *Harvey House Restaurants*, die im 19. Jahrhundert entlang der transkontinentalen Eisenbahnstrecken gebaut wurden, setzten die Maßstäbe für die Versorgung von Reisenden mit standardisiertem Essen; tatsächlich trugen die adretten Kellnerinnen, die *Harvey Girls*, dazu bei, Esskultur in den ›Wilden Westen‹ zu bringen. In den 20er Jahren verlieh dann die städtische Restaurantkette *White Castle* dem Hamburger Ansehen, der vorher mit schmierigen Arbeiterlokalen und Verkaufsbuden assoziiert wurde. Nun wurde er in blitzsauberer, märchenhafter Umgebung serviert. Ein Jahrzehnt später begann Howard Johnson Franchise-Unternehmen mit glänzenden orangefarbenen Dächern an Highways zu errichten, die den Kunden schon von ferne ins Auge fielen. Auch einfache Imbisslokale, *Diners*, entstanden entlang der Straßen, oft in stromlinienförmigen Metallgebäuden mit Drive-in-Schaltern oder Servicepersonal, das direkt am Auto bediente.

Der ursprüngliche McDonald's bot in den 30er Jahren im kalifornischen San Bernadino einen Service an, bei dem man das Essen im Voraus telefonisch bestellte und dann abholte. Doch die Brüder Richard und Maurice McDonald wurden der jugendlichen männlichen Kundschaft überdrüssig und entließen 1948 alle ihre Kellnerinnen, die bisher das Essen zu den Autos gebracht hatten, und revolutionierten die Fastfood-Industrie.

Sie erweiterten den Küchenbereich und reduzierten gleichzeitig die Speisekarte auf Hamburger, Pommes und Milch-Shakes – lauter Nahrungsmittel, die man aus der Hand essen konnte. Durch die Standardisierung der Burger mit stets derselben Zutatenkombination von Ketchup, Senf, Zwiebeln und zwei Essiggurkenscheiben wie auch durch die verstärkte Arbeitsteilung und den Einsatz von Wegwerftassen und -tüten aus Papier konnte McDonald's die Preise niedrig halten. Die Profite ergaben sich aus dem hohen Kundenaufkommen, da nun anstatt der Jugendlichen, die früher im Lokal herumgelungert hatten, Familien kamen. Schließlich entwarfen die Brüder die charakteristischen Bögen, die nachts durch Neonlicht beleuchtet werden, damit man das Restaurant von der Landstraße aus sieht.

Das Konzept der McDonald's-Brüder erwies sich als äußerst profitabel, aber es war Ray Kroc, ein Vertreter von Küchenzubehör, der das Fastfood-Imperium aufbaute. Kroc, den das Geschäftsvolumen des Restaurants in San Bernadino beeindruckte, erwarb 1954 das Recht, das McDonald's-System durch Franchising zu verbreiten. Obwohl die Franchise-Nehmer unabhängige Geschäftsleute waren, wurden sie streng kontrolliert, um einheitliche Qualität zu gewährleisten. Die 1961 gegründete Hamburger University versuchte, die Professionalität und Loyalität unter den Managern zu steigern, indem sie sie mit »Ketchup in den Adern« hinausschickte.

Von Anfang an war McDonald's einem starken Wettbewerb ausgesetzt, bei dem Hauptprodukt, dem Hamburger selbst, und allgemein auf dem Fastfood-Markt. Burger King hatte bereits 1953 mit der Vergabe von Lizenzen begonnen, und viele Leute hielten die über offenem Feuer gegrillten Burger des Konkurrenten für besser als die gebratene Version von McDonald's. Wettbewerber übertrugen die Methoden industrieller Effizienz auch auf andere Speisen, etwa gegrilltes Hühnchen, Tacos und Pizza, sowie auf Eisdielen. Dennoch beherrschte McDonald's in den 70er Jahren den Markt und konnte diese Stellung bis ins 21. Jahrhundert halten. Da war der Markt jedoch so gesättigt mit Fastfood-Restaurants, dass zwar neue Filialen in Flughäfen, Geschäften und Schul-Cafeterias öffneten, aber viele Lokalpolitiker ihre weitere Vermehrung beschränken wollten.

Fastfood weltweit

Fastfood-Ketten verbreiteten sich auch rund um die Welt, obwohl die genormten Hamburger höchst unterschiedliche Reaktionen in den lokalen

Kulturen auslösten. McDonald's führte dieses globale Wachstum an, indem es seit den späten 60er Jahren Restaurants in Kanada, Japan, Australien und Westeuropa eröffnete, denen in den folgenden Jahrzehnten Lokale in Lateinamerika, Asien und dem früheren kommunistischen Block folgten. Um Vorwürfe des »Kulturimperialismus« zu vermeiden, bemühte sich die Kette nach Kräften, lokal ausgerichtete Versorgungsangebote aufzubauen und Franchise-Nehmern beträchtliche Autonomie zu gewähren. Im Gegensatz zu den Vereinigten Staaten, wo Fastfood mit geringem Sozialprestige assoziiert wird, wurden diese Restaurants die Domäne relativ wohlhabender Gäste, obwohl man nur an wenigen Orten so weit ging wie in Rio de Janeiro, wo man bei Kerzenlicht Champagner zu Big Macs servierte.

Die Eröffnung von McDonald's-Lokalen in Asien veranschaulicht die Vielfalt der kulturellen Reaktionen auf Fastfood. Als die Kette 1971 nach Japan kam, sprach sie hauptsächlich junge Leute an, die erpicht auf westliche Moden waren. Der örtliche Manager stellte sogar die überaus gewagte Behauptung auf: »Wenn wir tausend Jahre lang McDonald's-Hamburger und Kartoffeln essen, werden wir größer, wird unsere Haut weiß und unser Haar blond.« Exotische Vorstellungen von Amerika trugen zwei Jahrzehnte später auch zum Erfolg von McDonald's in Peking bei, aber was die Chinesen am meisten ansprach, waren solch scheinbar unwichtige, aber nichtsdestotrotz demokratisierende Erfahrungen wie das gemeinsame Schlangestehen und die Neuheit sauberer öffentlicher Toiletten. In Indien sah sich das Unternehmen aufgrund der Ernährungsvorschriften zu grundlegenden Veränderungen der Speisekarte gezwungen, aus der Rindfleisch verschwand und durch vegetarische McNuggets ersetzt wurde. Mit der Zeit veränderte sich die Einstellung gegenüber McDonald's; eine neue Generation in Hongkong ist mit McDonald's aufgewachsen und betrachtet es nicht mehr als ausländisches Unternehmen.

Europäer hingegen lehnten Fastfood oft als neumodischen Anschlag auf die westliche Zivilisation ab. Im Jahre 1989 führte der Protest gegen die Eröffnung eines McDonald's-Restaurants in Rom zur Gründung der Slowfood-Bewegung. Diese hat sich dem Ziel verschrieben, die zum Genuss köstlicher Regionalküchen erforderliche Muße vor einer arbeitssüchtigen Gesellschaft zu bewahren, die Fastfood attraktiv erscheinen lässt. Der französische Kulturminister Jack Lang engagierte sich bei der Gründung des *Conseil national des arts culinaires,* welches Gremium das kulinarische Erbe schützen sollte. »Ich bin kein Freund von Hamburgern«, teilte er

Reportern mit. Der Schafzüchter José Bové ging noch weiter, als er in der Stadt Millau ein im Bau befindliches McDonald's-Lokal demolierte, wofür er zu einer Haftstrafe von drei Monaten verurteilt wurde. Nichtsdestotrotz ist »McDo«, wie es in Frankreich genannt wird, mit mehr als 1000 Restaurants das lukrativste europäische Tochterunternehmen der Kette.

Der schwerste Schlag für die Öffentlichkeitsarbeit von McDonald's war selbst verschuldet, als das Unternehmen 1994 zwei britische Umweltschutzaktivisten wegen Verleumdung verklagte. Dave Morris und Helen Steel hatten ein Flugblatt verteilt, in dem das Unternehmen diverser Vergehen beschuldigt wurde, die von der Abholzung des tropischen Regenwaldes bis zur miserablen Entlohnung der Angestellten reichten. Der so genannte Fall McLibel (von engl. *libel* = Verleumdung, üble Nachrede) demütigte das Unternehmen, insbesondere da die Beschuldigten sich weigerten, ihre Behauptungen in einem von McDonald's angebotenen Vergleich zurückzunehmen. Obwohl das Gericht sie letztlich in einigen Anklagepunkten für schuldig befand, stellten sich viele ihrer Vorwürfe als wahr heraus, was dem Ruf des Unternehmens schadete.

Eine noch größere Herausforderung der weltweiten Marktstellung von McDonald's ging von lokalen Wettbewerbern aus, die Konkurrenzversionen von Fastfood anboten. Diese Ketten waren nicht allein in ihren Heimatländern erfolgreich, sondern erlangten oft weltweite Präsenz. Nando's, ein Hühnchen-Franchise-Unternehmen aus Mosambik, das sich auf eine scharfe Peri-Peri-Sauce spezialisierte, expandierte zuerst nach Südafrika, wo es in Erinnerung an die frühere Kolonialmacht portugiesische Ursprünge geltend machte. Dann schaffte das Unternehmen den Sprung über den Indischen Ozean nach Australien und inspirierte zahlreiche Nachahmer. Unterdessen hatten bis zur Jahrhundertwende in Hongkong Anbieter von chinesischem Fastfood 70 Prozent des Marktes von den internationalen Hamburger-Ketten zurückgewonnen. Sogar McDonald's erkannte die globalen Grenzen seines Hamburger-Modells an, indem es Konkurrenten in anderen Sektoren des Fastfood-Marktes aufkaufte.

Die Fettsuchtepidemie

Fastfood und industriell hergestellte Nahrungsmittel werden für die spektakuläre Zunahme der Zahl übergewichtiger Menschen weltweit verantwortlich gemacht. Übergewicht trat in den Vereinigten Staaten seit den späten 70er Jahren gehäuft auf, und innerhalb von zwei Jahrzehnten lag ein ganzes Drittel der Bevölkerung mindestens 20 Prozent über dem ärztlich empfohlenen Idealgewicht. Und dieser Trend beschränkte sich nicht auf das Ursprungsland von McDonald's; am Ende des Jahrhunderts litten 15–20 Prozent der Westeuropäer unter signifikantem Übergewicht, und in Osteuropa stieg die Zahl übergewichtiger Menschen auf 40–50 Prozent. Selbst in Japan wuchs ihre Zahl auf über 10 Prozent an. Somit glichen neue Gesundheitsrisiken die Vorteile der industriellen Nahrungsproduktion in der reichen Welt aus. Diabetes und Herzerkrankungen verbreiteten sich sogar in armen Ländern, die noch immer an Blutarmut und Mangelernährung leiden. Um das Jahr 2000 wurde die Zahl der Übergewichtigen weltweit auf bis zu 300 Millionen geschätzt.

Die erfolgreiche Steigerung des Verzehrs von fettreichen und süßen Nahrungsmitteln fiel auf die Nahrungsmittelindustrie selbst zurück. Im Jahre 2002 verklagten zwei übergewichtige Teenager McDonald's, weil das Unternehmen sie dick gemacht habe, und ein populärer Dokumentarfilm namens *Super Size Me* gewann das Lob der Kritiker. Während die Klage ihren Weg durch die Instanzen nahm, zwangen sinkende Gewinne das Unternehmen, mehr gesunde Alternativen auf seine Speisekarte zu setzen. Ein »Adult Happy Meal«, das allerdings nur kurz auf dem Markt war, bestand aus einem Salat, einer Flasche Wasser und einem Schrittmesser. Restaurantketten, die Alternativen zu fettreichen Burgern und Pommes frites anboten, wie Feinkost-Sandwiches und »Fresh Mex«-Burritos, zogen aus McDonald's Misere Vorteile.

In der Tat spülte die zunehmende Diskrepanz zwischen dem tatsächlichen Körperumfang und dem in den Medien propagierten Ideal Milliarden von Dollar jährlich in die Kassen von Fastenkliniken und Anbietern von gewichtsreduzierenden Medikamenten und kalorienarmen Nahrungsmitteln und Getränken. Drastische medizinische Verfahren wie Magenverkleinerungen wurden ebenfalls immer üblicher. Widersprüchliche Expertenbehauptungen hinsichtlich der Vorteile von kohlehydratreicher und fettarmer Ernährung – oder des Gegenteils – und auch hinsichtlich der Aufnahme von Vitaminen, Konservierungsmitteln und Zusatzstoffen verwirrten die Verbraucher noch mehr und trugen zum Kauf von Diätnahrung und Nahrungsergänzungsmitteln mit dubiosem gesundheitlichen Nutzen bei.

Länderübergreifende Vermarktung und Medien haben die weltweite Verbreitung schlechter Ernährungsgewohnheiten und unrealistischer Erwartungen hinsichtlich des Körperumfangs gefördert. Prominente, Models und Teilnehmerinnen an Schönheitswettbewerben sind überall auf der Welt einheitlich schlank. Gleichzeitig nimmt der Verzehr von Zucker und Fett allgemein immer mehr zu, selbst unter Bevölkerungsgruppen, die sich den regelmäßigen Verzehr von tierischem Eiweiß nicht leisten können. Der Ernährungswandel weg von bäuerlichen Kochweisen, die auf Vollkorn und Hülsenfrüchten beruhen, hin zu einer industriellen Ernährungsweise, die auf dem Verzehr von Fleisch und raffinierten Kohlehydraten basiert, läuft derzeit in vielen Entwicklungsländern ab. Folglich haben erste Wohlstandskrankheiten die Menschen dort bereits erreicht, während sie im Alltagsleben noch immer unzureichend mit Nährstoffen versorgt sind.

Schlussfolgerung

Sowohl die Verteidiger als auch die Gegner haben gelegentlich die Bedeutung von McDonald's bei der Ausprägung der heutigen Essgewohnheiten übertrieben. Die Allgegenwärtigkeit von Fastfood in Schulen gibt gewiss Anlass zur Sorge, aber die Fettsuchtepidemie ist auch auf mangelnde körperliche Betätigung zurückzuführen. Dieser Mangel wird zweifellos durch den Prozess der Deindustrialisierung verstärkt, der die körperliche Betätigung von Menschen aus der besonders gefährdeten Arbeiterschicht vermindert hat. Jene, die Werbung und Verkauf von Fastfood einschränken wollen, argumentieren implizit, dass die Menschen nicht mehr selbstverantwortlich handeln könnten und dass Eltern nicht länger in der Lage seien, Grundsatzentscheidungen für ihre Kinder zu treffen. Aber obwohl Reisende vielleicht die fade Uniformität der goldenen Bögen rund um den Globus als störend erleben, begrüßen die Einheimischen möglicherweise die Gelegenheit, etwas Neues und Anderes zu essen. Ungeachtet der handgreiflichen Proteste des Fastfood-Feindes José Bové hat die französische Küche wenig durch die Verbreitung von McDonald's zu befürchten, weil Fastfood-Ketten und einheimische Restaurants ganz unterschiedliche Märkte bedienen. Vielleicht könnte die Lösung ja darin bestehen, dass in pluralistischen Gesellschaften alle Ernährungsvarianten ihren Platz haben dürfen und sollen – Fastfood ebenso wie die *Haute Cuisine* wie auch die verschiedenen ethnischen Nahrungsmittel.

Weiterführende Literatur:

Den besten Überblick zum Thema Fastfood bieten John A. Jakle / Keith A. Sculle, Fast Food: Roadside Restaurants in the Automobile Age, Baltimore 1999.

Einen kritischen Ansatz vertreten:
Eric Schlosser, Fast Food Nation: The Dark Side of the All-American Meal, New York 2001.
George Ritzer, Die McDonaldisierung der Gesellschaft, Frankfurt am Main 1998.

Zur Globalisierung:
James L. Watson (Hg.), Golden Arches East: McDonald's in East Asia, Stanford 1997.
Rick Fantasia, Fast Food in France, in: Theory and Society 24 (1995), S. 201–43.

Zu Gesundheitsfragen:
Peter N. Stearns, Fat History: Bodies and Beauty in the Modern West, New York 1997.

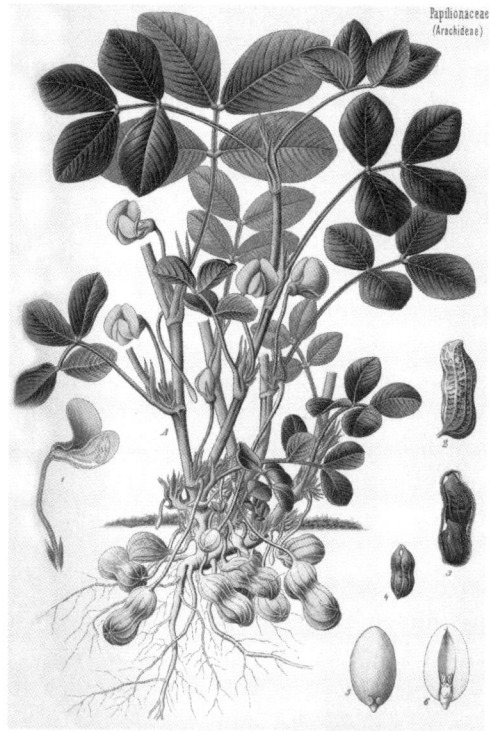

Erdnuss
Arachis hypogaea

4 Kulinarischer Pluralismus

Obwohl die faschistischen Schrecken des Zweiten Weltkriegs die Theorien der rassischen Überlegenheit diskreditierten, blühte der Nationalismus im gesamten 20. Jahrhundert weiterhin periodisch wieder auf. Der Niedergang des europäischen Kolonialismus brachte in Asien und Afrika Jahrzehnte konfliktreicher Staatenbildung mit sich; Ende der 80er Jahre folgten der Zusammenbruch des Kommunismus und das Wiederaufleben ethnischer Konflikte in Osteuropa. Selbst in stabilen Demokratien Westeuropas, Nord- und Lateinamerikas sowie Australasiens schürten nationalistische Demagogen allgemeine Befürchtungen, man werde von Wellen arbeitssuchender Migranten überschwemmt. Angesichts des Strebens der Nationen, sich in einer zunehmend komplexen Welt gegenüber anderen bewusst abzugrenzen, konnten ethnische Gruppen über Fragen des Essens und der Ernährung auf sehr unmittelbare Weise Akzeptanz gewinnen oder Ausgeschlossensein erfahren.

Die Menschen Asiens und Afrikas setzten große Hoffnungen in die Entkolonialisierung, aber europäische nationalistische Modelle erwiesen sich für die sozialen Bedingungen in den früheren Kolonien als wenig geeignet. Der Zweite Weltkrieg hatte die imperiale Macht Großbritanniens, Frankreichs und anderer europäischer Staaten geschwächt, und militärische Versuche, den Kolonialstatus aufrechtzuerhalten, führten zu bitteren und sinnlosen Kriegen. Selbst in den Ländern, in denen die Unabhängigkeit auf friedlichem Weg zustande kam, erbten die neuen Führer politische und ökonomische Systeme, die eher für koloniale Ausbeutung denn für die Selbstregierung geplant waren. Ethnische Heimatländer und koloniale Grenzen stimmten in Afrika besonders wenig überein, aber anstatt die Landkarte neu zu zeichnen, wollten die politischen Führer nationale Identitäten durch staatsbürgerliche Erziehung schmieden oder, wenn dies fehlschlug, durch militärische Mittel. Ethnische Säuberungskampagnen töteten in vielen Teilen der Welt Millionen von Menschen und führten zur

Vertreibung weiterer Millionen. Die früheren Kolonialmächte bekamen eine weitere Gelegenheit, sich ihre früheren Untertanen »einzuverleiben«, da Flüchtlinge ethnische Restaurants in den Metropolen eröffneten; so schossen nach dem Fall von Saigon 1975 überall in den Vereinigten Staaten vietnamesische Restaurants aus dem Boden.

Die ökonomische Integration weckte auch Befürchtungen in Blick auf Staatsbürgerschaft und ethnische Minderheiten. Überall auf der Welt waren Regionen, die gerade die Industrialisierung durchliefen oder auf dem Sektor der Agrarindustrie tätig waren, auf Arbeitsmigranten angewiesen, aber die Anwesenheit von Ausländern entfachte bei den Einheimischen oft Ängste und Ressentiments. Der Übergang zu vorwiegend weiblicher Migration, der durch das Entstehen des Dienstleistungssektors und restriktive Einwanderungsgesetze, welche die Familienzusammenführung begünstigten, gefördert wurde, schürte paradoxerweise fremdenfeindliche Ängste. Arbeitsplätze für nicht dauerhaft verweilende männliche Migranten wurden nun anscheinend von ganzen Familien mit seltsam riechendem Essen und fremdartigen religiösen Praktiken übernommen. Gastarbeiterprogramme und stillschweigende Beschäftigung von illegalen Immigranten wurden immer verbreiteter – mit der Folge wirtschaftlicher Ausbeutung der Migranten, ohne dass man ihnen die Hoffnung auf Staatsbürgerschaft bot.

Ein weiteres Paradox ergab sich aus der gleichzeitigen Zunahme von Immigrationsbeschränkungen einerseits und touristischem Interesse an fremden Kulturen andererseits. Das explosionsartige Anwachsen der Kochbuchveröffentlichungen ermutigte die Autoren, nach zunehmend exotischen Kochweisen zu suchen, während in den wohlhabenden Ländern der Nahrungsverzehr zu Hause gleichzeitig rapide zurückging. Die Bücher dienten oft mehr als Reiseführer denn als Küchenhilfsmittel, und dieses Muster wiederholte sich in den Kochsendungen im Fernsehen, in denen berühmte Köche bei der Darbietung von Neuheiten und Unterhaltung miteinander wetteiferten. Manche Sendungen spezialisierten sich auf Nahrungsmittel, die westlichen Betrachtern absonderlich anmuteten; die der dominanten Kultur entstammenden Gastgeber konsumierten fremdartige Kulturen als eine Form neokolonialer Eroberung. Doch die Durchschnittsbürger derart privilegierter Nationen dachten zu selten über die Umstände nach, die beispielsweise äthiopische Nahrungsmittel zu einer Zeit, da die Menschen außerhalb Addis Abebas verhungerten, in die Vereinigten Staaten brachten.

Postkoloniale Kochweisen

In den früheren Kolonien lieferte die Küche wie schon im Europa des 19. Jahrhunderts einen wichtigen Beitrag zum kulturellen Projekt der Nationwerdung. Als die städtischen Mittelschichten ein Gefühl der nationalen Identität aufbauen wollten, boten Kochbücher, Restaurants und sogar Verkäufer an der Straßenecke nicht-bedrohliche Gelegenheiten zur Überschreitung von ethnischen Unterschieden und Klassenschranken. Frauen, die oft von der Politik im engeren Sinne ausgeschlossen waren, konnten ein besonderes Gefühl der Teilhabe an der größeren nationalen Gemeinschaft entwickeln, indem sie bei der Schaffung einer gemeinsamen Kochkultur mithalfen. Nichtsdestotrotz standen ehrgeizige Küchennationalisten vor schwierigen Fragen, etwa welche Speisen sie nun in die nationale Speisekarte aufnehmen sollten und ob es andere Formen interkulturellen Austausches fördern würde, wenn man bestimmte Speisen gemeinsam hatte. Und, was langfristig noch wichtiger war, sie mussten Wege finden, wie sie den häuslichen Nationalismus in aktivere Formen der Staatsbürgerschaft überführen konnten.

Weil die Nationalisten unterschiedliche einheimische Traditionen vereinen und elitäre Kochweisen nationalisieren wollten, suchten sie aus Nachlässigkeit oft Zuflucht bei europäischen kulturellen Mustern. In Indien begannen der Mittelschicht angehörende Frauen nach Erlangung der Unabhängigkeit, in großer Zahl Kochbücher zu schreiben, in denen sie unterschiedliche regionale Küchen erkundeten. Nahrungsmittel hatten traditionell Kastengrenzen gekennzeichnet, und das Teilen gemeinsamer Gerichte bewies eine demokratische Akzeptanz der Mitbürger. Um eine panethnische Leserschaft zu erreichen, schrieben die Autorinnen diese Bücher im Allgemeinen auf Englisch, was die einzigartigen Herausforderungen veranschaulicht, vor denen die nationalistischen Führer in den früheren Kolonien standen. Auch in Afrika erschienen erste Kochbücher, aber die Regierungsmaßnahmen zur Nahrungsversorgung spielten vielleicht die wichtigste Rolle bei der Schaffung von Nationalküchen. Weil die lokalen Kochtraditionen oft relativ egalitär waren und bei den Nahrungsmitteln, die Stammesführer und Untertanen zu sich nahmen, keinen großen Unterschied machten, waren die kulinarischen Vorbilder der Elite oft von den Kochweisen der Kolonialherrscher inspiriert.

Wenige Nahrungsmittel erhielten den Status eines nationalen Symbols auf so bewusste Weise wie der Falafel bei den Israelis. Diese frittierten

Kichererbsenbällchen, die ursprünglich von Arabern zubereitet und an Straßenständen verkauft wurden, erlangten zuerst bei jungen jüdischen Siedlern im Palästina der 20er Jahre Beliebtheit. Nach der Unabhängigkeit im Jahre 1948 und dem Zustrom europäischer Juden, die dem Holocaust entkommen waren, wurde Falafel zum einigenden nationalen Symbol, das sowohl die Aschkenasim – die Neuankömmlinge aus Mittel- und Osteuropa – wie auch die bereits seit längerem hier lebenden sephardischen Juden ansprach, ohne das ausschließliche Kulturgut einer der beiden Gruppen zu sein. Das Gericht wurde auch unter den Juden in der Diaspora beliebt und festigte somit weiter ihre emotionalen Bindungen an das Heimatland Israel. In den 70er Jahren wurden in jüdischen Kochbüchern Falafel-Rezepte veröffentlicht, ohne dass ihr arabischer Ursprung erwähnt wurde, weshalb viele Palästinenser wegen der Vereinnahmung ihres Gerichts verstimmt waren.

Tourismus und Migration halfen ebenfalls, neue, oft miteinander konkurrierende Versionen von Nationalküchen zu schaffen. Sowohl in den Entwicklungsländern als auch in den Industriestaaten fanden Nahrungsmittel wirkungsvoll Verwendung, wenn es darum ging, die Staatsbürgerschaft einzufordern oder zu verweigern.

Nahrungsmittel und Staatsbürgerschaft

Die Gewährleistung grundlegender Menschenrechte bleibt auch für die heutigen Gesellschaften mit ihrer unverändert multiethnischen Natur eine fundamentale Herausforderung. Bei dieser Suche nach sozialer Gerechtigkeit bietet Nahrung eine wertvolle Chance, um kulturelle Unterschiede wertzuschätzen zu lernen. Jedoch kann eine solche Haltung nicht allein daraus entstehen, dass man das Mittagessen in einem landestypischen Restaurant als ein exotisches Touristenabenteuer betrachtet, das man wegen seiner bloßen Neuheit schätzt, ohne ein entsprechendes Interesse für die Kultur, die diese Gerichte schuf, aufzubringen. Es ist deshalb ermutigend, dass beispielsweise in den Vereinigten Staaten Tex-Mex-Burritos und vietnamesische Frühlingsrollen allgemeine Anerkennung, ja eine Art kultureller Staatsbürgerschaft gewonnen haben, so wie in früheren Zeiten Hotdogs und Spaghetti dazu beitrugen, dass Amerikaner deutscher und italienischer Abstammung Akzeptanz fanden. Solche kulinarische Offenheit ist im heutigen Australien gleichermaßen anzutreffen, wo man eine nationale

Identität zu schaffen sucht, die Europa und Asien miteinander verbindet. Doch unter dem Kreuz des Südens wie auch anderswo behindern die Scheuklappen des Rassismus die Ideale einer pluralistischen Demokratie.

Beinahe zwei Jahrhunderte lang wurde australisches Essen hauptsächlich durch das Kolonialerbe bestimmt, und erst Ende der 1970er Jahre trug die liberale Einwanderungspolitik dazu bei, eine international hoch gelobte Küche, bekannt als Mod Oz, zu kreieren. Im 18. Jahrhundert hatte Großbritannien den Kontinent unter der falschen Rechtsdoktrin der terra nullius (Niemandsland) beansprucht und damit einfach die Aborigine-Gesellschaften, die es seit etwa 40 000 Jahren gab, ignoriert. Von Anfang an lehnten die Siedler die indigene Bevölkerung und ihre Nahrungsmittel ab und griffen stattdessen auf verdorbene Kekse und andere Importe aus Großbritannien zurück. Chinesische Köche waren in der Mitte des 19. Jahrhunderts nach Australien gekommen, aber ihre Arbeitgeber waren auf alles, was abenteuerlicher als Kidney Pie und ein gelegentlicher Besuch eines Chopsuey-Lokals war, nicht vorbereitet. In der Nachkriegszeit eröffneten südeuropäische Restaurants, aber später eintreffende asiatische Migranten hatten einen noch größeren Einfluss auf die australische Küche. Im Jahre 1975, also noch bevor die Pacific-Fusion-Welle an die Strände Kaliforniens brandete, führte der in Malaysia geborene chinesische Küchenchef Cheong Liew in seinem Restaurant Neddy's in Adelaide eine Kochweise ein, in der er Ost und West vereinte – ein Verschmelzungsprozess, der in den Küchen multi-ethnischer Familien zweifellos schon früher in ähnlicher Weise stattgefunden hatte. Und dieser Einfluss war auch nicht auf angesagte Restaurants und ethnische Enklaven begrenzt; asiatische Zutaten, Aromen und Kochtechniken verbreiteten sich in gewöhnlichen europäischen Restaurants, Bistros und Kneipen. Supermarktkunden können chinesischen Kohl und indonesische Chilisauce kaufen und dann in ganz normalen Frauenzeitschriften Rezepte dafür finden. Die unglaubliche Zunahme thailändischer Restaurants seit 1980 belegt diese panethnische Anziehungskraft höchst eindrucksvoll. Im Jahr 2000 servierten acht Prozent der Restaurants in Sydney thailändisches Essen, wobei der Zensus damals weniger als 30 000 Thais, also weniger als ein Prozent der Stadtbevölkerung, registrierte.

Mod-Oz-Köche erlangten eher zufällig internationale Berühmtheit, als der kulinarische Tourismus innerhalb der Tourismusindustrie zunehmend an Bedeutung gewann. Weil die Qualität des Essens bei der Urlaubsplanung immer wichtiger wurde, machte das australische Fremdenverkehrsamt Werbung für gehobene Restaurants in Sydney und Weinproben in Adelaide, um Besucher nach Australien zu locken. Die Regierung von Thailand rief unterdessen ein Programm namens Global Thai ins Leben, um die Verbreitung der Nationalküche dadurch zu unterstützen, dass man authentische Zutaten exportierte und Chefköchen dabei half, sich weltweit zu etablieren.

Auch als asiatischen Neuankömmlingen Plätze an der Mod-Oz-Tafel zugewiesen wurden, blieben Australiens früheste Bewohner weiterhin am Rande der Gesellschaft. Eine kulinarische Version der *terra nullius* behauptete, dass die Kenntnisse der Aborigines der australischen Küche nichts von Wert bieten könnten, während die Gerichtshöfe die Ungerechtigkeit der früheren Landenteignungen wiedergutzumachen begannen. Die Speisen der Aborigines wurden als Rohmaterial betrachtet, das von Köchen aus kulturell höher stehenden Ländern weiterentwickelt werden musste. Abgesehen von Barramundi-Fisch und Morton Bay Bugs (trotz des auf Wanzen verweisenden Namens ein köstliches Krustentier) war die *witjuti*-Larve eine der ersten Zutaten der Aborigines, die eine solche Erhebung erfuhren. Seit den 70er Jahren wird sie als Dosensuppe verkauft. Innerhalb weniger Jahrzehnte servierten im Trend liegende Küchenchefs Kängurusteaks mit Akaziensamenpüree. Nichtsdestotrotz stießen die Einflüsse der Aborigines auf größeren Widerstand als asiatische Gerichte; eine Studie kam zu den Schluss, die größte Bedeutung der indigenen Ressourcen liege in der Identifizierung von »Geschmacks-/Aromenkomponenten« für industriell gefertigte Nahrungsmittel und nicht in der Verwendung tatsächlicher Pflanzen und Tiere, was den Aborigines wirtschaftlichen Nutzen bringen könnte. Rassenschranken hemmen somit weiterhin Bemühungen zum Aufbau pluralistischer Gesellschaften.

Schlussfolgerung

Wenn man auch schwerlich die künftige Entwicklung des kulinarischen Pluralismus vorhersagen kann, lassen frühere Begegnungen zwischen den Schöpfern kulinarischer Nationen und Migrantenköchen erkennen, dass anfänglicher Furcht und Abweisung Vertrautheit und Akzeptanz folgen werden. Überalterte Bevölkerungen in den Industriestaaten werden größere Nachfrage denn je nach Arbeitskräften von außen schaffen. Politische Kampagnen gegen Arbeitsmigration mögen das Ausmaß der Ausbeutung vergrößern, aber sie beabsichtigen selten, fremde Arbeitskräfte gänzlich auszuschließen. Restaurants bleiben ein wichtiger Tätigkeitsbereich für solche Arbeitskräfte, obwohl es ungewiss bleibt, ob die Verbreitung ethnischer Nahrungsmittel den Verkäufern am Ende Vorteile verschaffen wird. Die industrielle Rationalisierung hat Kochweisen oft den ethnischen Gemeinschaften, aus denen sie stammten, entfremdet. Fastfood-Versionen mexikanischer Gerichte in den Vereinigten Staaten etwa weisen wenig Ähnlichkeit mit den Speisen von Mexikanern oder auch mexikanischstämmigen Amerikanern auf. Doch eben die Zunahme solcher industriellen Ersatzprodukte dürfte Interesse an authentischeren Versionen dieser Küche wecken und so die Möglichkeit bieten, dass lokale Identitäten gedeihen können.

Weiterführende Literatur

Arjun Appadurai, How to Make a National Cuisine: Cookbooks in Contemporary India, in: Comparative Studies in Society and History 30 (Januar 1988), S. 3–24.
Ivan Cusak, African Cuisines: Recipes for Nation Building, in: Journal of African Cultural Studies 13 (2) (2000), S. 207–25.
Yael Raviv, Falafel: A National Icon, in: Gastronomica 3 (3) (Sommer 2003), S. 20–25.
Cherry Ripe, Goodbye Culinary Cringe, Sydney 1996.
Donna R. Gabaccia, We Are What We Eat: Ethnic Food and the Making of Americans, Cambridge 1998.
Elspeth Probyn, Carnal Appetites: FoodSexIdentities, London 2000.
Lisa Heldke, Exotic Appetites: Ruminations of a Food Adventurer, New York 2003.

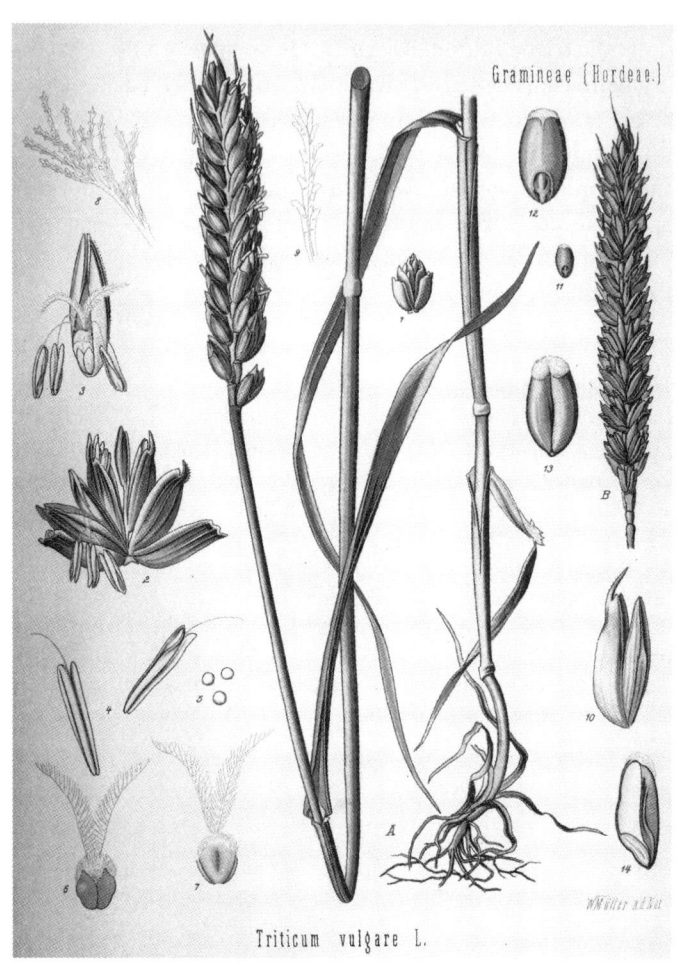

Weizen
Triticum vulgare

SCHLUSSWORT

Zweimal in der Geschichte hat die Menschheit ihre Nahrungsgrundlagen und somit ihren Platz in der Welt grundlegend verändert. Vor Tausenden von Jahren bewirkte die Erfindung der Landwirtschaft paradoxerweise, dass sich die Ernährungsoptionen verengten: von der immer wieder anders ausfallenden Beute der Jäger und Sammler zu der sich wiederholenden Ernte der sesshaften Bauern. Nichtsdestotrotz führten Nahrungsüberschüsse auch zur Entstehung komplexer Gesellschaften, da mit ihrer Hilfe Könige, Priester, Kaufleute und Künstler versorgt werden konnten – auch die kulinarischen Künstler, die neue Zubereitungsmethoden für die ansonsten eintönigen Grundzutaten ersannen. Im 19. Jahrhundert setzte die Industrialisierung dann zum zweiten Mal signifikante Veränderungen der Essgewohnheiten und Sozialbeziehungen in Gang. Wieder lernte die Menschheit, aus wenig mehr zu machen, indem sie eine geringere Bandbreite von Nahrungsmitteln in größerer Menge produzierte. Doch im Gegensatz zu agrarischen Gesellschaften sind die heutigen Überschüsse durch die radikale Trennung der Produktion vom Verbrauch entstanden, was die Sozialbeziehungen zwischen Köchen und Essern veränderte.

Nahrung und Moderne haben stets in einem komplexen, oft mit Problemen behafteten Verhältnis zueinander gestanden. Die Massenproduktion veränderte die Essgewohnheiten, aber Nahrung spielte auch bei der Entstehung von Industrie eine Rolle. Der Gewürzhandel inspirierte Kolumbus und andere europäische Seefahrer zu ihren Entdeckungsfahrten, und die Einführung von Nahrungsmitteln aus Nord-, Mittel- und Südamerika förderte stark das Bevölkerungswachstum und sorgte so für Arbeitskräfte in den frühen Fabriken. Das Geschäft mit der Nahrung trug auch direkt zum europäischen Wirtschaftsaufschwung bei, und industriell hergestellte Nahrungsmittel, von Schinken in Konservendosen bis zu Coca-Cola-Flaschen, halfen letztlich, traditionelle Kulturen in die moderne globale Wirtschaft einzubeziehen. Jeder Schritt dieser rasanten sozioökonomischen Veränderungen wurde auf der lokalen Ebene verhandelt – in vielen Fällen war in der Tat heftiger Widerstand die Reaktion –, da Einzelpersonen den Prozess zu ihrem eigenen Vorteil auszugestalten suchten.

Bei der Untersuchung des interkulturellen Austausches müssen Historiker deshalb verschiedene Analyseebenen berücksichtigen, die globale ökonomische Prozesse mit lokalen kulturellen Nuancen verbinden. Grundlegende Aufgliederungen der Weltbevölkerung resultieren zum Teil aus Entscheidungen für bestimmte Ernährungsweisen, die auf häuslicher und lokaler Ebene getroffen werden. Die Methoden der Nahrungszubereitung können auch Geschlechterrollen und Sozialhierarchien prägen. Unterdessen verbindet die öffentliche Aufgabe der Nahrungsmittelversorgung der Bevölkerung entweder Herrscher mit Untertanen durch Vertrauensbande oder, im Falle des Fehlschlagens, trennt sie durch Gewaltausbrüche und Hungerrevolten voneinander. Somit ist die Geschichte der Nahrung ein wichtiges Forschungsfeld, das groß angelegte Entwicklungen buchstäblich bis auf den heimischen Esstisch verfolgt.

Im interkulturellen Austausch von Nahrungsmitteln zeichnen sich bestimmte allgemeine Entwicklungen ab. Die vielleicht grundlegende Regel schlechthin besteht in dem Konservatismus von Ernährungsgewohnheiten und dem Wunsch der Menschen, ihre traditionellen Ernährungsquellen zu bewahren. Der starke afrikanische Einfluss auf die Ernährung in Brasilien, der Karibik und den südlichen US-Staaten legt Zeugnis ab von der Hartnäckigkeit der Sklavenköche bei der Bewahrung ihrer Kultur unter extremen Umständen. Eine Nebenerkenntnis dieser Beobachtung ist, dass neue Nahrungsmittel innerhalb eines kulinarischen Systems dann am leichtesten Akzeptanz finden, wenn sie bereits vorhandenen ähneln. Köche in China und im Mittleren Osten ersannen schneller annehmbare Möglichkeiten, die Kulturpflanzen der Neuen Welt als Getreidebrei und Nudeln zuzubereiten, als die Köche in Europa, die mit Triebmitteln gebackenes Brot bevorzugten. Eine andere Folge dieses generellen Konservatismus besteht darin, dass neuartige Nahrungsmittel tendenziell zunächst eher in Randbereichen der kulinarischen Systeme und durch einzelne Köche eingeschmuggelt werden. So nahmen etwa die kolonialisierten Afrikaner europäische Nahrungsmittel wie Schinken in Konservendosen und Tee als Snack nach Beendigung ihrer regulären Getreidebreimahlzeit zu sich. Jedoch können zeremonielle Speisen auch in den Brennpunkt des Interesses jener geraten, die versuchen, eine Gesellschaft umzuformen. Während der Eroberung Mexikos durch die Spanier versuchten katholische Priester, Weizenbrot in religiöse Zeremonien einzuführen, um die religiösen Bindungen an die früheren Maisgötter zu zerstören. Diese mannigfaltigen Einflüsse können zu sonderbaren kulinarischen Vermischungen führen. In der heutigen Welt werfen Migranten oft unterschiedliche kulinarische Festtagsbräuche durcheinander und machen so ihre Staatsbürgerschaft in der neuen Heimat geltend, während sie gleichzeitig die Verbindungen zum Herkunftsland aufrechterhalten, indem sie zum Beispiel zu Thanksgiving Lasagne servieren oder zum Abschluss eines chinesischen Festmahls einen Geburtstagskuchen essen. Die Komplexität des kulinarischen Wandels lässt militärische Begriffe wie Triumph oder Widerstand als Metaphern weniger hilfreich erscheinen als biologische Begriffe wie Adaptation und Hybride.

Die Geschichte der Nahrungspolitik hat ebenso komplexe Verhaltensmuster offenbart. Agrarische Gesellschaften bedienten sich höchst unterschiedlicher Vorgehensweisen, um das Auskommen der Stadtbevölkerung zu gewährleisten. Diese reichten von der Sorge für das Allgemeinwohl im Konfuzianismus oder bei den Inka bis zu den klassischen mediterranen und islamischen Vorstellungen von privater Wohltätigkeit. Eine effektive staatliche Verwaltung ist für eine funktionierende Versorgung auch in Gesellschaften unabdingbar, die weitgehend vom Markt abhängig sind. Jedenfalls scheinen Nahrungsmittelengpässe Volksunruhen größten Ausmaßes heraufzubeschwören, wenn Gesellschaften gerade Übergangsperioden durchlaufen und sich neue Einstellungen hinsichtlich der Grenzen zwischen staatlicher Verantwortung und Marktfunktionen herausbilden. Die Entstehung des Marktliberalismus im Europa des 18. Jahrhunderts stellt ein solches Beispiel für Instabilität dar, und neoliberale Versuche, die Doktrin vom freien Markt in den Entwicklungsländern zu verbreiten, haben ähnliche Aufstände im 20. Jahrhundert ausgelöst. Die Regierungsaufsicht über die Nahrungsversorgung bleibt sogar in Industriestaaten wichtig, wo Überschussproduktion den Fokus der Regulierungsbemühungen längst von der Sicherung adäquater Vorräte zum Garantieren der gesundheitlichen Bekömmlichkeit von Nahrungsmitteln verschoben hat. Somit wurde die Spannung zwischen Markteffizienz und staatlicher Intervention in der modernen westlichen Welt keineswegs besser gelöst, als dies in der chinesischen Qing-Dynastie der Fall war.

Der Übergang zur Moderne ist anscheinend die Geschichte eines immer größer werdenden westlichen Einflusses – wenn nicht gar einer westlichen Hegemonie. Frankreich hat seit dem 17. Jahrhundert die Maßstäbe

SCHLUSSWORT

für die Essgewohnheiten der Oberschichten gesetzt, und höchstwahrscheinlich servieren heute die vornehmsten Restaurants jeder größeren Stadt auf der Welt französische Speisen. Die Massen wurden weltweit dem Geschmack industriell hergestellter Nahrungsmittel aus Europa und den Vereinigten Staaten unterworfen. Selbst in den abgelegensten Dörfern haben Bauern, die sich sonst selbst versorgen, raffinierten Zucker und verarbeitete Fette in ihre Ernährung aufgenommen. Westliche Ernährungsgewohnheiten sind rund um die Welt gleichermaßen einflussreich. Die fleischreiche Ernährungsweise, die von den Feudalherren des Mittelalters favorisiert wurde, ist im Symbol des McDonald's-Hamburgers zum weltweit angestrebten Ideal geworden. Das in Europa bevorzugte Getreide, der Weizen, hat ebenfalls in ganz Afrika und ganz Nord- und Lateinamerika Prestige gewonnen, während Mais, Sorghum und viele andere nicht-westliche Grundnahrungsmittel in Europa auf den Rang von Tierfutter verwiesen wurden.

Fünf Jahrhunderte kolonialer Herrschaft haben das kulturelle Gleichgewicht gekippt und dafür gesorgt, dass europäische Besonderheiten als weltweite Standards gelten. Das tropische Plantagensystem wurde geschaffen, um Europa mit überreichen Vorräten an Zucker, Kakao und anderen Waren zu versorgen, die in der Folge auch in nicht-westlichen Ländern zu wichtigen Nahrungsmitteln wurden, oft auf Kosten einer gesunden Ernährungsweise. Selbst postkoloniale Eliten verinnerlichten während ihrer Studien in Europa die kulturellen Vorurteile des Kontinents. Vor diesem Hintergrund erscheinen gegenwärtige Entwicklungsanstrengungen wie die Grüne Revolution lediglich als modernisierte Versionen des imperialistischen »Zivilisierungsauftrags« des 19. Jahrhunderts.

Doch die Globalisierung ist kein Prozess, der nur in einer Richtung – von den Eliten zu den Massen – verläuft, und auch nicht lediglich ein Synonym für Verwestlichung. Ganze Generationen imperialer Erfüllungsgehilfen, angefangen von den spanischen Konquistadoren bis zu den britischen Sahibs und den US-amerikanischen Entwicklungsexperten, hielten ihre eigene Kultur für überlegen und suchten sie den unterworfenen Völkern aufzuerlegen. Indessen haben die Einheimischen die imperiale Speisekarte nicht als ein festgelegtes Menü betrachtet, dem man sklavisch folgen musste, sondern stattdessen *à la carte* jene Speisen ausgewählt, die sich als nützlich erwiesen und in ihre bestehende Kultur passten. Überdies verläuft kulinarischer Austausch oft auch in entgegengesetzter Richtung, wenn etwa Kolonialherren die Speisen ihrer Untertanen genießen. Ebenso übernahm im frühmodernen Japan die Samurai-Elite schließlich eine Volksküche mit Soba und Sushi. Sogar die hauptstädtisch-französische Küche hat auf die Erfindungsgabe von Köchinnen der Arbeiterschicht in den Provinzen gebaut, um sich neu zu beleben. Im vergangenen Jahrhundert haben proletarische Wanderbewegungen wohl mehr für die Globalisierung von Essgewohnheiten getan als multinationale Nahrungsmittelkonzerne. Die zahlreichen beliebten Ethno-Restaurants von San Francisco bis Sydney und von Buenos Aires bis Berlin beweisen die lebensnahe Weltoffenheit der Arbeiterschichten, die die doch so weltgewandten Eliten durchaus neidisch werden lässt.

Die Fortdauer der europäischen kulinarischen Dominanz scheint im neuen Jahrtausend fraglicher denn je. Es ist ein Bewusstsein dafür entstanden, dass unsere moderne Viehhaltung und Fleischerzeugung nicht nachhaltig ist, ganz abgesehen von der Unmöglichkeit, die fleischreiche Ernährungsweise des Westens auf die Milliarden Menschen in den Entwicklungsländern zu übertragen. Zusammen mit der gegenwärtig rasanten Zunahme krankhaften Übergewichts veranlasst dieses Wissen immer mehr Menschen im Westen, Fleisch durch Gemüse zu ersetzen. Zu diesem Wandel hat auch die internationale Beliebtheit von Speisen aus solchen Ländern wie Mexiko, Thailand und Indien beigetragen, wo die französische kulinarische Moderne – mit subtilen, »natürlichen« Geschmacksrichtungen – nie die kräftigen Aromen von Gewürzen und Chilis ersetzt hat. Somit inspirieren wohl eher die Länder um den Pazifik als Europa die Welt-Kochkultur der Zukunft.

Trotz allen dramatischen Wandels im Lauf der Zeiten sticht eine grundlegende Kontinuität hervor: die dauerhafte Ungleichheit bei Nahrungsverteilung und Ernährungsgesundheit. Seit dem Neolithikum wurden die Eliten in agrarischen Gesellschaften von den durch bäuerliche Arbeit erzeugten Überschüssen dick. Die Mehrheit der Weltbevölkerung lebt noch immer in solchen Gesellschaften, und nahezu eine Milliarde Menschen leiden weiterhin an Mangelernährung. Indessen begann die westliche Welt neue Vorstellungen von Ernährung und Gesundheit zu entwickeln, seit ihre Nahrungsversorgung in der frühen Neuzeit immer gesicherter wurde. Im 19. Jahrhundert stellten die Europäer die Ernährungswissenschaft in den Dienst der neuen weltweiten Arbeitsteilung, indem sie die Überlegenheit ihrer Ernährungsweise als Rechtfertigung für koloniale Eroberung in der Ferne und für Rassendiskriminierung gegen Arbeitsmigranten daheim benutzten. Die Überfülle an Nahrungsmitteln im 20. Jahrhundert revidierte jene älteren medizinischen Überzeugungen; Übergewicht ist heute kein Zeichen des Wohlstands mehr, sondern ein ernstes Gesundheitsrisiko, das am stärksten die Armen betrifft. Auch die Rechenkunst der Verbraucher wurde auf den Kopf gestellt: Tierische Fette sind billig und reichlich vorhanden, biologisch erzeugte Nahrungsmittel sind dagegen selten und teuer geworden. Das moderne Paradoxon, dass nur die Reichen es sich leisten können, wie Bauern zu essen, schreibt nur die uralte Ungleichheit bei der Nahrungsmittelversorgung fort.

Register

Abilene 30
Absolutismus 36, 61, 66
Addams, James 139
Addis Abeba 170
Adelaide 173
Afghanistan 146
Ägypten, ägyptisch 16, 21, 26 f., 78, 117
AIDS 157
Aleppo 72, 79, 82
Algerien 116
Al-Rashid, Harun 30
American Sugar and Refining Company 94
Angola 117
Apicius 28, 31
Appert, Nicolas 88
Argentinien 87, 90, 124
Aristokratie 36 f., 61, 68 f.
Armengesetz 80
Artusi, Pellegrino 102
Äthiopien 51, 117, 140, 149, 156
Atkinson, George 112
Atlantic and Pacific Tea Company 90
Augustus 27
Australien 53, 83, 87, 90, 95, 124 f., 164 f., 172 f.

Bagdad 22, 29 f.
Balzac, Honoré de 100
Banda Inseln 53
Bangladesch 149
Barbados 56
Becher, Catherine 63
Bengal Preserving Company 113
Bengalen 113, 133, 153-155
beriberi 57
Berlin 137 f., 144-146, 181
Bismarck, Otto von 99
Boiardi, Hector 130
Bolschewiken 139
Bonarparte s. Napoleon
Borden, Gail 92
Borlaug, Norman 151
Boston 95, 129
Botswana 156
Bové, Jose 165 f.
Brasilien 36, 55 f., 124, 178
Brillat-Savarin, Jean Anthelme 100
British East India Company 67
BSE 158
Buenos Aires 104, 124 f., 181
Bunge, Ernesto 89
Burma, burmesisch 114

California 132, 148
Campbell's Soup Company 92

Cap Verde 156
Careme Antonin 100f.
Carrizo de Gandulfo, Petrona 129
Carter, Jimmy 146
Cäsar, Julius 27
Çatal Hüyük 21
Ceylon 56
Chaplin, Charlie 146
Chen Hongmou 77
Cheong Liew 173
Chikago 89, 95f., 108, 132, 139
Chile 43, 48, 103f.
Chili 12f. 33f., 44-46, 71, 107, 117, 133, 173, 181
Chinese Exclusion Act 125
Chruschtschow 145
Chulalongkorn 107
Cincinatti 88f.
Coen, Jan Pieterzoon 54, 58
Colombani, J. A. 110

Delhi 31, 122, 160
Demokratie, demokratisch 27, 66, 84, 140, 155f., 171
Desmoulins, Camille 67
Deutschland 46, 99, 117, 138f.
Diabetes 96, 166
Dias, Bartolomeu 53
Díaz del Castillo, Bernal 41
Diderot, Denis 67
Diktatur, diktatorisch 133f., 140
Djenne 52
Dominikanische Republik 104

Ecuador 43
Elfenbeinküste 51, 118f.
Ertusker, etruskisch 26
Etikette 24

Euphrat 21
Europäische Union (EU) 159

Faschoda 117
Ford, Henry 162
Fulani 52

Gandhi, Mahatma 114, 151
Gastronomen, Gastronomie 101, 108, 128f., 175
Geldof, Bob 156
Gerard, John 45
Germanen, germanisch 15, 28
Gewürzinseln 38, 58
Glasse, Hannah 65
Globalisierung 19f., 35, 85, 121f., 159, 168, 180f.
Goa 54
Gorbatschow 146
Gracchus, Gaius u. Marcus 27
Griechen 29f.
Grimod de la Reynière, Alexandre 100
Grüne Revolution 7, 149-153, 159, 181
Gujarat 114

Haiti 56
Hammond, George 90
Hangzhou 31
Hanoi 113f.
Hawaii 126, 133
Heinz, H. J. 90
Hentzner, Paul 56
Hispaniola 55
Hitler, Adolf 140f., 144
hongitochten 54
Hongkong 127, 132, 164f.

Hormuz 54
Hue 114
Hungerrevolten 37, 72-81, 93, 134, 141, 147, 178
Hunnen 28
Hunter, William 105

Ibn Abd al-Khattab, Umar 31
Ibn Battuta 31
Ibn Jubayr 29
Indischer Ozean 29, 35, 46, 50 f., 57, 83, 88, 111, 165
Indonesien 121
Iowa 89
Irak 30
Irland, irisch 13, 46, 79 f., 159
Israel 157, 171 f.

Jangtse 22, 25, 77
Jardin, Marie Louise 75
Java, javanisch 53 f., 67
Jericho 21
Jiangxi 77
Johnson, Howard 162

Kaffeehäuser 37, 61, 67
Kalte(r) Krieg 134 f., 144
Kambodscha 122
Kamerun 51
Kanada 87, 95, 125, 139, 164
Kanarische Inseln 55
Kangxi 76
Karibik, karibisch 35, 55, 104, 178
Kasachstan 141
Kasten, Kastenwesen 12, 41, 113, 171
Kellog, John Harvey 92

Kindersterblichkeit 57, 72
Kingsley, Mary 117
Kipling, Rudyard 110
Kitchener, Lord Horatio Herbert 117
Kolumbianischer Austausch 7, 13, 17, 39-47, 57, 72, 87, 111
Kolumbus 13, 38, 45, 177
Kommunismus 134 f., 143, 146, 150, 156, 169
Konfuzius 23
Kongo 51, 117
Kreuzzüge 31
Kroc, Ray 163
Kuba 125-127
Küchendebatte 144-146

La Chapelle, Vincent 62
La Varenne, François 62
Lang, Jack 164
Laos 112
Laotse 24
Latifundien 27
Le Grand d'Aussy, Pierre Jean-Baptiste 67
Lenin, V. I. 139
Libanon 45
Lima 127, 133, 164
Lipton, Thomas 90
Lloyd George, David 137
Lloyd, Edward 66
London 65 f., 93 f., 104, 109, 113 f. 122, 132, 148, 160, 175
López, José Ramón 104
Ludwig XIV. 62
Ludwig XVI. 72, 98

Maharashtra 153 f.

Malakka 53, 54
Malaria 50f., 119, 155
Malthus, Thomas 75, 80f., 148f., 154, 159
Marchand, Captain Jean-Baptiste 117
Marokko 30
Martinique 56
Marx, Karl 134, 140, 146
McDonald, Maurice 162
McDonald, Richard 162
McDonald`s 14, 109, 135, 161-168, 180
Medina 78
Mège-Mouriès, Hipolyte 91
Mekka 29, 45, 78
Mencius 23
Mesopotamien 21
Mexico 12, 16, 39, 41-44, 71, 72, 101, 104, 149,151-154, 179, 181
Missionare 41, 85, 116, 119
Mittelmeer 26, 33, 53f.
Molukken 53
Mombasa 52
Mongolei, Mongolen 76, 115
Montezuma d. Ältere 40
Montezuma d. Jüngere 40
Moralische Ökonomie 73
Morris, Dave 165
Moskau 145f.
Mozambique 117
Mozi 24
Mugabe, Robert 156
Muhammad, Mohammed 29
Mussolini, Benito 140f.
Napoleon I. 98
Napoleon III. 102, 112
National Biscuit Company 91

National Packing Company 94
Nationalismus 18f., 98, 104-109, 133, 136, 169f.
Neapel 46, 112
Nebraska 89
New York 33, 58f., 71, 82, 93f., 97, 128f. 148, 160, 168, 175
Nielsen, Asta 138
Niger 51
Nigeria 117, 121, 157
Nil 21, 26, 29
Nixon, Richard 145, 146

Olmsted, Frederick Law 88
Opiumkriege 105
Österreich 99
Oxfam 157

Palästina 30, 172
Paris 61, 65f., 71f., 82, 88, 100-106, 108, 115
Peking 77, 164
Pellagra 40, 47, 57
Perry, Commodore Matthew 105
Persien 29
Persischer Golf 53, 78
Peru 42f., 105, 124-126, 131f., 166f.
Petersburg 139
Petron 28
Philippinen 149, 153
Phönizier 26
Phoun Do Huu 115
Plautus 27
Pluralismus 7, 169-175
Polen 55, 146
Portugal 117
Portugeis, Stepan Iwanowitsch 139

Post, Charles 92
Pure Food and Drug Act 96
Puritaner, puritanisch 66 f.

Querétaro 72

Raikes, Philip 154, 160
Rassismus, rassistisch 124 f., 145, 173,
Reformation 65
Régis, Victor 110
Religionskriege 36
Rhodes, Cecil 110
Richards, Audrey 117f,
Richards, Ellen 95
Rio de Janeiro 104, 164
Rockefeller Foundation 152 f.
Roosevelt, Franklin Delano 143, 147
Russland 36, 46, 55, 137 f., 144

Sahara 50-51, 154
Saigon 112, 115, 170
Salmonellen 158
Sambia 159
San Francisco 126 f., 132, 181
Santiago 104
Sao Paulo 128-129
Schlafkrankheit 50, 119
Schwarze Meer 26
Schweiz 128
Seidenstrasse 46
Selassie, Haile 156
Senegal (Fluß) 51
Senegal (Staat) 116, 118, 119,
Sherman Anti-Trust Act 94
Siam 105
Sibirien 139 f.

Sichuan 45 f.
Siebenjäriger Krieg 111
Sinclair, Upton 95
Sircar, A. B. 113
Sizilien 31, 102, 128 f.
Sklaverei, Sklaven 55-59, 123 f., 140
Slowfood 164
Smith, Adam 75 f.
Sowjetunion 139 f., 144 f., 158
Spanien 29 f., 45, 54
Stalin, Josef 141 f., 148
Steel, Helen 165
Südafrika 117, 165
Sudan 51, 117, 155
Süleyman der Prächtige 16
Sun Yatsen 106
Swahili Coast (Suaheli) 29, 51 f.
Sydney 9, 71, 173 f., 181
Syrien, syrisch 29 f., 45, 78

Taiping Rebellion 105
Taylor, Frederick 162
Tenochtitlan 40
Ternate 54
Texas 90
Thailand 47, 107, 114, 173 f., 181
Tibet 76
Tidore 54
Tigris 21
Tikal 40
Topa Inka 43
Tschechien, tschechisch 99
Turgot, Anne Robert Jacques 75
Türkei 21, 46, 149

Ukraine 141 f., 148

Ungarn, ungarisch 46
United Fruit Company 94

Versailles 62, 72, 99
Vogelgrippe 158
Voltaire, Francois-Marie Arouet de
 67

Wachirawut 107
Wang Mang 25f.
Weltbank 151

Weltkrieg I 94, 104, 123, 140, 147
Weltkrieg II 140, 144f., 152, 169
Wiley, Harvey 95
Works Progress Administration
 143

Yi Yin 28f.
Yunnan 45f.

Zapata 151
Zuni 158